医护礼仪与
医患 沟通技巧

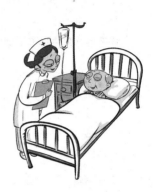

第二版　　靳斓/著

中国经济出版社
CHINA ECONOMIC PUBLISHING HOUSE

北　京

图书在版编目（CIP）数据

医护礼仪与医患沟通技巧 / 靳斓著 . —2 版 .

北京：中国经济出版社，2018.5（2023.2重印）

ISBN 978–7–5136–5191–2

Ⅰ . ①医… Ⅱ . ①靳… Ⅲ . ①医药卫生人员—礼仪 ②医药卫生人员—人际关系学

Ⅳ . ① R192

中国版本图书馆 CIP 数据核字（2018）第 092369 号

责任编辑　陈　瑞
责任印制　马小宾
封面设计　任燕飞工作室

出版发行　中国经济出版社
印　刷　者　北京艾普海德印刷有限公司
经　销　者　各地新华书店
开　　　本　710mm×1000mm　1/16
印　　　张　16.75
字　　　数　177 千字
版　　　次　2018 年 5 月第 2 版
印　　　次　2023 年 2 月第 3 次
定　　　价　49.00 元

广告经营许可证　京西工商广字第 8179 号

中国经济出版社 网址 www.economyph.com 社址 北京市东城区安定门外大街 58 号 邮编 100011
本版图书如存在印装质量问题，请与本社销售中心联系调换（联系电话：010 - 57512564）

版权所有　盗版必究（举报电话：010 - 57512600）

国家版权局反盗版举报中心（举报电话：12390）　　　服务热线：010 - 57512564

据《健康时报》报道：某患儿感冒，家长排了约 3 小时队，就诊不到 5 分钟，没等家长介绍完病情，医生就开了 17 盒药，交费 857.34 元。患儿家长把就医过程发布到微博上并感叹：这不是医院，是大药房。引发了网友几乎"一边倒"的评议。

某位老患者来到一家大医院看病。给他看病的中年医生没问病情，看了看检查结果就开药，前后不到两分钟。老患者不干了，去投诉中年医生。医院于是重新安排了一位年轻医生，经验当然不如那位中年医生。但这位年轻医生不仅看检查结果，还观察了他的身体、询问情况，并给了很多建议，最后才开药方。这位老患者满意地告诉医院：还是这位医生医术好。

医者仁心。

所谓"仁心"，在患者看来就是医护人员对自己的关爱、尊重，以治疗病痛的躯体、安抚脆弱的心灵。

而近几年，医患关系的问题似乎特别突出，医护甚至被认为是高风险职业。

我们知道，现在的医疗模式已发生了巨大变化。医疗工作已从传统的"以疾病为中心"，发展到"以患者为中心"的整体护理模式。

也就是说，患者来医院，不仅仅是为解除身体的病痛，更希望得到心理上的关爱。前者是医护人员基本的职责，后者是医护人员应有的医德。

现行体制下，医院要生存、发展，就要吸引更多的患者前来就医。这就要求医院不仅要有良好的医疗硬件条件，更需要医护人员提供良好的医疗服务。

央视网《女孩左腿手术右腿挨刀》的一则报道，除了让众多网民为6岁女孩小颖的健康担心外，更愤慨于当班医护人员视工作规范为儿戏的不良医德医风。

或许在医护人员眼里，患者就是一具具有病患的普通躯体而已。但在患者看来，每个人都是唯一，健康弥足珍贵，生命只有一次。无疑都渴望医护人员能够尊重自己的感受、重视自己的病患，对医护人员抱以康复甚至挽救生命的殷切期望。

被誉为"中国小儿外科之父"的中国工程院张金哲院士认为"行医，是爱的艺术"。"爱"，需要用能让患者感受到的行为或语言表现出来。

据央视新闻网报道：山西某地的一名医生，在对一名产妇例行常规检查时，突然发现脐带脱落在体外。胎膜早破，脐带脱垂，意味着不及时抢救，最多8分钟胎儿就会死亡。为利于抢救产妇和胎儿，这名医生双膝跪地托举胎头。从发现脐带脱垂到胎儿出生，无论是在推车上，还是在手术台上，她始终保持跪地托举胎头的姿势达半小时。在听到宝宝哭声的那一刻,她才长长松了一口气。

2016年9月,浙江大学医学院附属儿童医院心脏外科副主任医师石卓,抱着有先天性心脏病、两岁多的患儿看手机动画片的照片,瞬间萌化了所有人,大呼"人间有爱"。据现场医务人员介绍,18日,该患儿要做心脏手术。进入陌生环境,又没有父母陪伴,患儿一进手术室就害怕地大哭。石卓见状,一边抱起哄着,一边从手机里翻出自己女儿平时喜欢看的英语动画片。

作为医务工作者,不仅要有高超的医术,还要有高尚的医德医风、人性化的服务和高效的沟通,处处体现出对生命的敬畏和人性的关爱。这些对于患者身心健康的恢复、医患关系的和谐,将产生无可替代的积极影响。所以,加强医护人员的礼仪修养,规范医护人员的举止行为,提升沟通技巧,已成为现代医疗工作中不可或缺的环节。

而这些年的医护礼仪培训经历,不同的医院都告诉我同样的问题:患者的不满、投诉乃至纠纷,往往是因为医护人员的不当行为——态度不耐烦、表情冷漠、语言失当、举止失礼……虽然这些不当行为所占比例很低,但带给患者及其家属的不良感受,影响却极大。

鉴于此,结合10多年的礼仪培训经验,我把医院主要岗位最常遇到的问题逐一做了介绍,希望能对广大医务工作者起到一定借鉴作用。但鉴于文字表达的局限性，以及医院岗位设置和最新医疗手段使用程度的不同等因素，书中不足之处在所难免，真诚欢迎广大读者多提宝贵意见。

靳斓

2017 年 3 月于北京

CONTENTS 目录

目录

第一课
患者需要什么样的医护服务

THE
FIRST LESSON

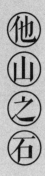

他山之石

据《华商报》报道：某医院接诊一位宫颈癌晚期的患者，就在手术结束输血的时候，医护人员错将O型血的患者，输入200CC的AB型血！

我们知道，这种情况容易产生溶血反应，抢救不及时就会有生命危险。

医院当天就发现问题，并组织了10余名专家，成立紧急救治组，对患者展开急救，使患者脱离危险。在媒体面前，医院领导向患者及其家属郑重道歉，并承诺会做出相应的赔偿、承担患者以后的治疗费用。

为医院在紧急时刻的救治措施及坦诚、担当的态度点赞。但医护人员的失误，给患者及家属带来的身心伤害，却永远无法弥补。

医护行为动辄人命关天。患者到底需要什么样的医护服务？这是我们必须思考的。

对于医疗本身来说，医患关系一定程度上并不是对等的，医护人员处于绝对权威的地位，患者对病症束手无策。这就要求医护人员不仅通过医疗手段医治，还应有良好医务道德和服务意识，通过举止、语言来关爱，以安慰敏感、脆弱的心灵，从而达到最佳的医疗效果，共建和谐的医患关系。

讲究医务道德

韦加宁教授是世界上第一例同体断足移植手术成功的主要实施者，是我国第一例同体拇指移植手术成功的主刀人，被誉为"中国第一手"。

韦教授40多年来操作各种四肢再生手术5万多例。在手术中千方百计地恢复患者的手的功能，他还亲自买来钳子、橡皮筋、铝板和铁丝等，利用业余时间为患者制作各种各样的恢复支具。

"挽救一只手就能挽救一个家庭。"这是韦教授时常挂在嘴边的一句话。他以自己精湛的医术和高尚的医德赢得了赞誉和敬重。

唐代著名医学家孙思邈在《备急千金要方》序中说："人命至

重，有贵千方。一方济之，德愈至此。"这种"大医精诚"的医德精神，自古以来便被"救死扶伤"的医者奉为圭臬。

不忘初心砥砺前行，方得始终。

凡是真诚治病救人、在医学任何一个领域颇有建树的医务工作者，无疑都具有很强的道德良心感，他们用实际行动捍卫着对医疗事业的忠诚。而一个缺乏医务道德的医务人员，不可能成为关爱患者、建功立业的优秀医者。

热爱本职、恪尽职守

热爱本职工作是防病治病、救死扶伤的前提，也是对每位医护人员的基本要求。爱因斯坦说过："热爱是最好的老师，事业取得成功的钥匙是兴趣和热爱。"崇高的使命要求医护人员必须认真负责、一丝不苟、胆大谨慎、尽职尽责。2003 年我国发生"非典"疫情，广大医护人员响应党和政府的号召，义无反顾、夜以继日地抢救患者，战斗在防治"非典"第一线，有的医务工作者甚至献出了宝贵生命，展现出新时期医务工作者高尚的医德风范；2014 年，面对非洲的埃博拉疫情，我国"援非抗埃"医疗队，侠骨柔情里诠释着超越生死的医者大爱。

尊重患者、一视同仁

尊重患者，就是要做到热情关心、服务周到、语言文明、态度和蔼。在与患者交往中，充分尊重患者的人格和尊严，满足患者的正当愿望和合理要求，做到"急患者之所急、想患者之所想"。帮助患者恢复健康是医护人员义不容辞的职责，不论患者地位高低、容貌美丑、关系亲疏、经济状况好坏，必须一视同仁、平等对待。

公私分明、廉洁自重

公私分明，是每位医护人员应有的道德品质。医护人员担负着救死扶伤、治病救人的职责，必须明确患者的利益高于一切。应严格要求自己，保持清正廉洁，不可把职业变成牟取私利的筹码。要求每位医护人员提高医德修养，加强法制观念，自觉接受监督。

互学互尊、团结协作

互学互尊、团结协作是指在临床医疗护理过程中，医护之间、科室之间的团结协作，是对临床医疗、护理工作的客观要求。我国自古就有"医道互动"的优良传统。任何一位患者的救治，任何一项科研成果的取得，都是各部门、各科室和各专业人员共同努力的结果。医务工作者切忌互相猜测，故意出难题刁难他人。应当相互尊重、团结协作、谦虚谨慎、取长补短、互相支持、友好竞争。

敏锐的观察和判断

医护人员应该具有敏锐的观察能力，良好的思维及判断能力，还要善于从患者的表情、言语和行为等方面，了解患者的性格、爱好、习惯及心理需求，发现他们内心活动及病情变化的预兆等。在此基础上，结合自己的专业知识，预测这些现象的发展动向，予以对症而有效的治疗。

病情的观察是临床工作中一项重要内容，也是做好医务工作的先决条件。患者生命体征的改变、瞳孔和意识的改变、精神状态的紊乱、排泄物的异常，都为诊断、抢救、治疗、护理提供了可靠的依据。

遵守工作规范和流程

据《华商报》报道：医院值班医生给剖宫手术切口疼痛的患者开了杜冷丁100毫克肌肉注射的医嘱单，并给护士下了给另一位新出生呼吸急促的男婴继续严密观察的医嘱。值班护士没认真查对医嘱，错将100毫克杜冷丁注射给了新生儿，致其死亡。让人痛心不已。

讲究医务道德，还应包括在医疗工作中，严格遵守工作规范、工作流程的规定。遵守工作规范、工作流程，或许烦琐一些，某些时候好像不太方便，但却可以最大限度减少医疗事故的发生。医疗无小事，如因一时不遵守操作规范或流程而引发的问题，对医务人员来说可能只是一时的偷懒，但对患者来说就是病痛的加剧，甚至是付出生命的代价。

保护患者的隐私

张金哲院士说："有的年轻医生为了方便主治医生给病人查体，在病房里连招呼都不打就去掀病人的被子，这让我看不惯。"

无论是《执业医师法》还是《护士管理办法》，都对患者的隐私保护有明确的规定。患者隐私包括：患者个人身体的秘密，主要指患者的生理特征、生理心理缺陷和特殊疾病，如奇特体征、性器官异常，患有性病、妇科病等"难言之隐"；患者的身世和历史秘密，主要指患者的家庭生活和社会关系秘密，包括夫妻生活关系，家庭伦理关系、亲属情感状态和其他各种社会关系；患者的性生活秘密，包括夫妻性生活、未婚先孕、堕胎、性功能缺陷等。

医护人员在医疗中有义务为其保守秘密，严格执行保护性医疗制度。未经患者本人或家属同意，不得私自向他人公开患者个人资料、病史、病程及诊疗过程资料；不拿患者隐私作为谈资；为患者处置时要拉帘或关闭治疗室的门；对异性患者实施隐私处处置，应有异性医护人员或家属陪伴；进行暴露性治疗、护理、处置等操作，应加以遮挡或避免无关人员探视；询问患者隐私时，态度严肃，不嬉笑、嘲弄；不探问和医疗无关的患者隐私……

良好的服务意识

现今社会都"以患者为中心，努力提高患者满意度"为工作目标，这同时也说明已进入以人为本的新时代。我们医护人员的服务对象是人不是机器，所以必须要有良好的服务意识，才能提供主动的、让患者感到温馨、有效的高品质服务。

树立服务意识

有些医护人员之所以不能让患者满意，不是医疗技术的问题，而是没有服务患者的意识。甚至还有医务人员错误地认为"患者是在求我们看病"，只看病不看人、只治病不治人、只关心技术不关心患者的满意度，重技术轻服务。在诊疗过程中，忽略了患者这个主体、忽略了对患者的服务责任，从而造成医患之间人格的不平等，使患者产生距离感、生疏感和抵触情绪，最终影响医疗工作和患者满意度。

中国特色社会主义进入了新时代。这就需要我们医务人员牢记服务宗旨，规范医疗行为，改善服务态度，提高医疗水平，提升服务质量，构建和谐的医患关系，奉献社会。

树立服务意识，还必须树立责任意识、患者就是亲人、朋友的意识。这是患者可以实实在在感知到的医护人员的服务意识。有了责任意识，每一次的就诊、检验、护理，医务人员就会更加尽心尽力，最大限度地避免因自己的主观失误而给患者带来的伤害。同时，朋友亲人的意识，要求医护人员推己及人，如果是自己的亲人朋友，自己会如何对待，希望其他医护人员如何对待；患者都是血肉之躯，都有亲人朋友，他们的亲人朋友无疑都渴望他们能被尽心竭力地诊治、护理。

优质的心理服务

护士为一位血管非常难找的年长者输液，好不容易才给他扎上针，输进液体，这时本应患者对护士说一声"谢谢"，但这位护士却先道"大爷，谢谢您的配合"。后来几天的输液，这位老人居然指定非那位护士不可，说这位护士人好，医术好。

我们提倡医护人员要有"四心"的心理服务，即"爱心、细心、耐心和责任心"。但个别医护人员服务意识淡薄，认为患者有病到医院是"求医"，对患者态度冷漠，甚至恶语伤人；有的缺乏责任心，造成误诊，酿成医疗事故；有的对患者绝对权威，在诊疗过程中凌驾于患者之上；还有的为了自己的研究课题，"只爱病不爱人"，只关心课题，不关心疾病，只想从患者身上收集自己需要的资料，缺乏对患者的关心和帮助。

患者到医院看病，情绪往往是低落和焦虑的。医护人员因其工作的特殊性，每天都要面对被病痛折磨得苦不堪言的患者和焦虑担忧的家属。因此医护人员应具有博大的胸怀，能够推己及人、换位思考，注重心理服务，通过自己的言行，将患者和家属低落甚至是消极的情绪转化为积极的态度。（见图1-1）

阳光的服务心态

来自南海网的消息：某医院的一位年轻医生在家中服下700粒毒性很大的强心药"地高辛"自杀。究其原因，是患儿在医疗期间死亡，虽然并非她的医疗过失，但患者家属仍到她的科室大闹、辱骂，并提出巨额索赔。她觉得受到莫大委屈，感到工作前途灰暗，产生了自杀的冲动。

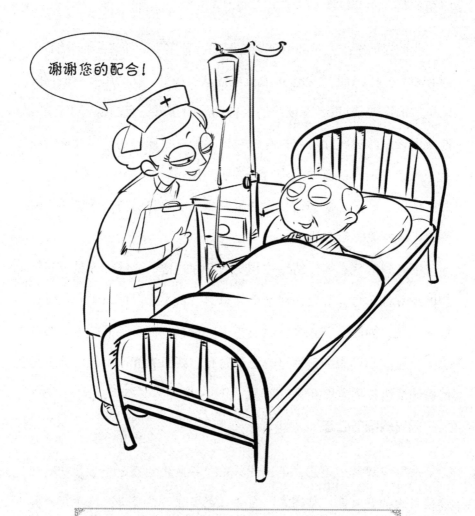

图1-1 医务人员应注意心理服务

阳光心态像太阳，照到哪里哪里亮；消极心态像月亮，初一、十五才亮一亮。

拥有阳光的服务心态，当我们面对挫折、困难时，才会以更理性的方式，科学有效地处理、应对；同时在医疗工作中，医疗技巧才能发挥到位。使同事关系更加融洽、医患关系更加和谐。

很多人没有阳光心态，是因为总是觉得压力大。而压力大，往往是因为性格过于敏感、内心过度脆弱造成的。敏感的人通常会把不顺的事情都留在心里，或者把工作中的问题不通过正常工作渠道反馈处理。从而导致一些没有必要的困扰，陷入狭隘和复杂的境地，钻"牛角尖"，使整个人都变得消极。

自信一点、阳光一点，不应总有受害心态，也不要总把患者当成假想敌。矫情的患者，毕竟是极少数的极少数，相信99.9%以上的患者都是理性和善意的。以敏感脆弱的心，带着抵触、怀疑的心理，动辄上纲上线，只会让自己累，让医患关系痛。

和患者的交往、沟通中，学会换位思考，多一点体谅、宽容，多一点尊重、礼让，营造和谐的医疗氛围和融洽的人际关系，增加职业幸福感。

另外，"既然你改变不了现状，那你就去学会适应现状"，而且有压力才有前进的动力。学会工作中控制情绪、工作外释放压力。不抱怨、不埋怨，既然选择了崇高的白衣天使这份职业，就尽心尽责，以主人翁的责任感乐在其中、享受工作。

如果心态不好，就容易发脾气、语言不逊、动作粗鲁、操作失误，给医患关系蒙上阴影，埋下医疗纠纷的隐患。而有阳光的服务心态，每天都会处于积极的情绪中，使人喜悦、生机勃勃、沉着、冷静，营造和谐的医患关系、减少医疗纠纷。

对于患者来说，医护人员的阳光心态可能就是一句温暖的话语；是一种文雅、优美的姿态；是一个自然、亲切的表情；是体谅患者的豁达心态；是一个具有友善、亲切、健康向上的人文环境。使患者从就诊开始就建立良好的心态，在心理上得以平衡和稳定，从而产生信任效应，对患者身心健康起到非医药所能及的效果。

对医护人员来说，阳光心态能使我们面对压力、挫折时学会改变态度；学会享受工作、苦中取乐，遇到问题时的冷静处事风格；学会感恩、懂得惜缘。从而提高心理应对能力，使压力得到缓解，减少差错事故的发生，更有效地提高医疗服务质量，提高患者的满意度。

良好的工作态度

一位准妈妈在网上气愤留言：她去某医院做了几次产检后，就对该医院产生了疑虑，对于能否在这里生孩子也开始怀疑。她说，从没听到接待她的医生认真、耐心地回答过任何一个问题，给人唯一的感觉就是不耐烦。而且，在这位医生看来，患者的任何一个不舒服都是由于怀孕引起的，也不愿解释，很多问题都直接回答："不清楚！"（见图1-2）

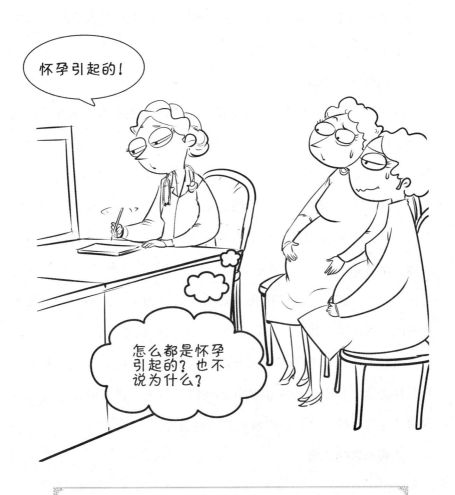

图1-2　医护人员应有良好的工作态度

大多数患者对医院和医护人员是否满意，除了注重医生做出的诊断和治疗处置的优劣，还在于医护人员是否有良好的工作态度。一些患者对医护人员的不满，往往是因为医护人员不良态度传达出的一个眼神、一句话而引起的。

谦虚礼貌的态度

医院是为患者提供治疗和护理服务的机构。这种服务质量的提高有赖于和谐、融洽的医患关系来维护和促进。而医护人员讲究礼仪，在工作中保持礼貌的态度，是改善与患者之间关系的"润滑剂"。

语言是人们交流思想和感情的主要工具。日常工作中有尊重他人的意识，养成使用文明用语的习惯，同患者对话时才会显得自然真诚。常言道："良言一句寒冬暖，恶语伤人六月寒。"医务人员态度生硬、出口伤人，或不听患者诉说，自以为是，无形中会增加患者的压力和忧虑，甚至会导致患者丧失就医的信心。

患者来看病首先面对的就是医护人员，如果医护人员没有良好的工作态度，甚至把个人情绪强加到患者身上，再好的技术也无法收到良好的疗效、再好的环境也难以吸引患者。

关爱患者的态度

老张得了前列腺肥大症，尿急尿频，一夜要上十几次厕所。

到医院检查后，医生说要先做一个"尿动力"。为保证检查效果，患者要大量喝水，尽可能多存尿在膀胱里。

第二天，老张早早就起来，按照医生的嘱咐喝了2000毫升水。到医院后，医生简单地检查了一下，对老张说：尿量还不够，您再憋10分钟吧。老人已经憋得很难受了，但是为了检查的效果，还是说："行，行，我尽量坚持！"这时，医生的手机响了，他拿起手机就出去了。

十几分钟过去了，老张已经憋得心慌意乱，可还是不见医生的影子，只好在老伴的搀扶下，在楼道里溜达，一会儿就已经满头大汗，脸上带着极其痛苦的表情。老人咬着牙看着手表：5分钟，10分钟，20分钟……老张实在忍不住了，竟尿到了裤子里。不一会儿医生过来了。"老人家，过来检查吧。"老张说："年轻人，在你成为一个好医生之前，首先应该学会尊重你的患者。"说完头也不回地走了。

患者处于生病状态时，忍受着生理和心理的折磨。这时最需要来自医护人员的真情关爱和心灵慰藉，以增强战胜病魔的信心和勇气。

医生检查中或护士操作中切忌一言不发。应该把自己想做什么、正在做什么、要求患者怎么配合，随时告诉患者。许多病患顾虑很多，特别是口腔科、五官科、妇科检查，有时患者自己看不到，非常希望医生把检查情况及时告知并解释。

应以良好的工作态度来规范自己的行为、以满腔热忱对待患者、用真情实感去关爱患者疾苦。当患者来就诊，应与患者有眼神交流和基本的致意，如点头、微笑，态度和蔼，而不是板着脸。

无论患者年龄、职业、文化程度、社会地位如何，大家在人格尊严上都是平等的，医护人员在治疗、护理中，对待患者不管是态度上，还是行为上，不应亲疏有别。询问病史或与患者交谈时，一视同仁、措辞得当、语气温和、诚恳有礼，使患者得到应有的尊重。

尽量鼓励患者倾吐自己的真实感受，注意倾听，不要随意打断患者的谈话，不妄加评论，也不做任何暗示或诱导。

耐心解答患者及家属的提问，不要"横眉冷对"。即使认为患者是故意刁难，也应表现出应有的涵养和风度，礼貌地解释说明，得到患者的谅解和支持。对患者生活及护理上的正当要求尽量满足，使之安心治疗。

严谨的工作态度

2005 年，国家最高科技奖得主吴孟超院士说："只要能拿得动手术刀，我就会站在手术台上。如果能倒在手术台上，那就是我最大的幸福。但是，如果真的有一天我不能保证完成手术的话，也决不再上手术台，我不能拿病人的生命逞自己之强。"大医精诚，这就是一代医学大家对严谨工作态度的最好诠释。

严谨的工作态度，是"悬壶济世，治病救人"的生动体现。既是医务人员内心信念和良知的具体表现，也是医务人员对患者和社会履行道德义务、高度责任感和强烈同情心的鲜明体现。

医疗工作是以防病治病、救死扶伤为核心的神圣职业。医疗工作的每一步都可能人命关天，更需要严谨的工作态度。对于医务工作者，不仅要有实行人道主义的思想，还要在具体工作中有严谨、科学的工作态度。

医护人员服务对象是人，是保护人们的健康、防病治病的。对于一个人，他的生命是最宝贵的。医务工作者在工作中，若不是极为认真、兢兢业业地工作，就有可能减少不了患者的病痛，甚至增加他的痛苦；一旦工作中出了差错，患者的损失则是无法弥补的。因而有必要认真实行严谨的工作态度，就是实事求是、规规矩矩，一步一个脚印的工作态度。

严谨的工作态度，体现在行为上，要求重视客观事实、遵守工作流程。视工作流程、工作规范为儿戏而出错发生医疗事故，媒体报道得太多了。

严谨的工作态度，体现在语言上则是说话不随意、不模棱两可。不是自己专业领域的问题、不清楚的问题，不能随口敷衍、应付。医生的随便一句应付的话，会给患者及家属带来永远无法弥补的痛。

一位做鼻腔手术的患者，手术很成功，术后被护士推向病房。患者鼻腔里的支撑管要到病房才能卸下。刚走到楼道，家属发现患者表现出很憋气的样子，不知道怎么回事，家属就急忙拽住楼道里迎面走来的一位穿白大褂的医生："大夫，您看他怎么喘不过气来了？"那个医生应付了一句："没事儿！"

谁知患者鼻腔里的支撑物这时已掉下来并堵住了气管，等护士从急诊科叫来医生，患者已经去世。

在患者和家属看来，医院里穿白大褂的都是医生，都是他们可以信任的人。随便一句"没事儿"，就回应了他们的信任，导致一场本来成功的手术，最后以患者丧命而告终，实在令人唏嘘不已。

避免职业倦怠

职业倦怠，是一种由工作引发的心理枯竭现象，是工作压力之下身心俱疲的感觉。职业倦怠往往表现为没有工作热情、人际关系冷漠，对工作、对自己越来越低的满足感。

国外研究发现，医务人员是职业倦怠的高发人群。我国医患比重大大低于发达国家，医护人员工作量大，职业倦怠现象明显。

解决职业倦怠，医院需要做好行政后勤对于一线医疗工作的鼎力配合与支持，关心一线医务人员的心理健康，营造人性化的管理文化，尊重服务、成就医务人员，增加医务人员的职业自豪感、成就感。

最主要还是需要医务人员自身的努力。工作中遇到纠结、委屈，忍一时"海阔天空"，不要"一点火就着"。一味抱怨不能解决问题，而是及时调整心态、学会适应，换一种角度看问题。不管是患者的误解，还是同事间的小矛盾，不必过于计较，及时从记忆的"内存"中清空。既然选择了医疗行业，就必然要面对这个行业的相应压力。

生活不是每个人、每件事都绝对公平公正，最后可能是"代数和"，而绝不只是"单项式"。

试着对让我们曾经头疼不已的压力心存感激。没有压力，就没有动力、没有成长，我们的生活也许会是另外一副模样。然后积极地投入到变化和挑战之中，实现人生的最大价值。

注重人文关怀

张金哲院士认为医生最大的医德，就是尽心尽力把患者的病治好。医生不管水平多高，永远是个服务者，既要从治疗方面为患者着想，也要从预后、经济承受能力等方面为患者考虑。张老以自己的行动，给医护人员做出了最好榜样。

鉴于医疗工作的特殊性，及患者情况的复杂性，要求医护人员在工作中必须注重人文关怀。人文关怀是对人生存状况的关注和尊严的肯定，是医护人员对患者的理解和生命的敬畏。人文关怀不仅有利于提升医疗效果、提高患者的好感度，还可以最大限度地避免产生医患纠纷。

前几年发生的轰动全国的哈医大杀医案，经过调查，属于偶发的治疗案件而非医患纠纷。据新华社记者的报道，凶手在该院2年6次求医未治好病，长期经受着病痛与挫折。凶手认为"医生不了解他的辛苦""你瞅都不瞅一眼",最终"一时冲动犯下大错"。根据报道来看,就医过程缺乏人文关爱也是一定的诱导因素。

近年来,多数医护人员过于依赖医疗技术和医疗设备,而淡化医患之间的人性化接触,对医学的人文特性逐渐忽视。常以看病代替对患者的关爱,使疾病带给患者的身心损害,甚至人格尊严被习惯性地忽视。加上高强度的工作,在诊疗躯体的同时,又不自觉地加重了患者的心理创伤,从而产生"高科技离临床医学越来越近,医护人员离患者越来越远"的不和谐现象。这已成为束缚医疗质量提升的重要因素。

患者在希望医院医疗设备先进,医生有技术、有能力治好疾病的同时,当然更希望医护人员能多一点人文关怀。注重人文关怀,意味着不只是治疗病痛,而是体现出让患者能感知到的行为、语言上的尊重和关爱。

语言礼貌,表达出同理心,杜绝质问、呵斥式、不耐烦的语言。同时,注意语言的灵活性,这也是人文关怀的体现。当患者向医护人员提出要求,即使这些要求经过努力无法满足,医护人员也要注意语言的灵活表达,不宜随便使用"不行""没有办法"等这类直接拒绝的话,而应说"我会尽量想办法"等,即使到最后没有办法,也要让患者感觉你已尽力。

再如患者情绪暴躁时,医护人员先安抚患者,保持冷静:"您先别生气，我相信会有好的解决方法的。""生气不利于你身体的康复！"……待患者心平气和后，再讨论问题所在，分析患者生气的原因，解释并消除其中的误会，并采取有效措施，在不违反原则的前提下，尽量使患者满意。

老张肺癌中期。入院后第 4 天上午 10：00，他怒气冲冲地走到护士办公室，质问："你们到底还看不看病？做不做治疗？我的病到底还治不治？"

值班护士小黄赶紧起身安慰老人："老张，您先别急！赵医生给您看完病后，正在和上级医生商量适合您的化疗方案……"

老张听后怒气渐消，说："我得的是癌，心里急呀！"

小黄马上说："老张，我能理解。您先回去，我这就去帮您看看医嘱，尽快给您用药！"

于是，老张心情恢复平静，回到病房。

行为上的关怀，包括在患者就医紧张时，进行适当疏导和安慰；当患者表现出痛苦或情绪低落时，语言安慰和鼓励，尽可能替患者考虑、为患者方便着想，不推托，说话注意语气；诊疗室内低温时，将听诊器等金属器具焐热后再接触患者身体；适当倾听患者倾诉及眼神上的必要关注；患者出现尴尬时不嘲笑、不埋怨；注意保护患者的隐私；医护人员举止上的关照，如巡视病房时的"四轻"（说话轻、走路轻、操作轻、关门轻）；出院时注意事项的叮嘱和祝福等。

小提示大道理

以患者为中心，加强人性化医患关系管理，从一声问候、一个微笑、一个关注的眼神开始，从点滴做起、从现在做起、从我做起。

第二课

医护形象礼仪

THE
SECOND LESSON

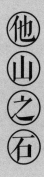

他山之石

　　小孙觉得，这是她上班两年多来受到的最大委屈。

　　今天早上，正要给一位小朋友输液，孩子的奶奶却非常不客气地不让她操作，直言要一位"真正的护士"。

　　虽然小孙耐心地解释，她是正规护士学校毕业，工作已经两年多，扎针输液非常有经验。但老人盯着她斑斓的美甲和长长的睫毛，仍生气地坚持自己的意见。

　　护士长听到争执，赶紧过来做了处理。老人在护士长面前嘀咕：你瞧瞧她的指甲，还有那长长的睫毛，对了，还有那黄头发，怎么像护士！

　　小孙委屈地辩解：这不刚过年嘛，好几百元钱做的头发和美甲，人家还没舍得洗掉……

　　爱美是人之常情。但在工作岗位上，特别是直接面对患者的医护岗位，应该体现出严谨、简约、大方的形象，而非浓妆艳抹、过于妆饰。

医护人员的工作形象，就是患者一眼可以看到的、外在的形象。包括个人仪容、工作表情、着装及第三课要介绍的举止。

良好的工作形象，既体现自尊自爱及严谨的工作作风，又表示出对患者及其家属的尊重，同时体现了医护人员良好的精神面貌和对医疗工作专业、乐观、积极的态度。

头发和面容礼仪

医护人员的头发应适时梳理、经常清洗，保持头发的干净、卫生，不能有明显的头皮屑，无异味，发型简单大方。

男士鬓角不过耳部，头发前额不触及眉毛、脑后不触及衣领。不烫发、不染发（白发染黑除外）。

医护岗位的女士，不染怪异发色。戴护士帽时，把头发盘于脑后并用发网束好罩住。一般不留刘海，因脸形留前刘海时，不遮眉眼。手术室女医护人员，头发必须全部包进帽子里。不用色泽鲜艳的发饰。

注意面部清洁和适当修饰。健康、积极、自然、明快、精神焕发、贴近生活的淡妆，给患者以美的感受，增进与患者的亲近感、信任感。

不修边幅或浓妆艳抹，给患者留下的只能是不好的印象，这也影响医院的形象。

男医护人员，每天剃净胡须（特殊宗教信仰除外）；鼻毛及时修剪，避免长出鼻孔外。

工作场合，女医护人员应该化淡妆，而不是浓妆艳抹。避免使用气味浓烈的化妆品，不使用假睫毛。上晚班的时候，由于灯光照射的原因，妆化得可以比日妆稍重，并以暖色为主。

女护士根据自身条件，适当画眉、画眼线，可以不抹口红，因为护士在岗位大多时间都需戴口罩。但不能把眉画得跟"蜡笔小新"眉毛似的夸张；也不能把眼线画得眼尾部挑起太多，那样的画法看起来显得缺乏亲和力。眼线是小眼睛女士的救星，一般选黑色或深咖啡色眼线液、眼线笔或眼线膏。上眼线紧贴睫毛根部画；而下眼线从眼尾往内画，约画 1/3 长度就行。

个人卫生礼仪

良好的个人卫生是医护人员积极的精神面貌的表现，也是起码的修养。

注意清洁卫生

做到身体清洁，要做到"三勤"：即勤洗澡、勤换衣裤、勤漱口。

需要注意牙齿清洁，养成饭后漱口、照镜子的习惯，确保牙齿上、齿缝间没有异物。

必须经常修剪和洗刷指甲，保持指甲的清洁。不留长指甲，也不要涂有色指甲油。男士的指甲长度，从手心方向看，以看不到指甲为宜；女士的指甲长度，从手心方向看，长度在三四毫米以内为宜。儿科医护人员应将指甲修得再短一点以免划伤婴幼儿。不和药品打交道的女医护人员，可以涂透明、淡雅或和肤色接近的指甲油，但不应再做其他修饰。

注意修剪脚趾甲，保持脚趾甲长度适中、干净。女医护人员脚趾甲不宜涂抹彩色趾甲油。

清洁卫生，还包括着装。出现在医院的岗位上，着装保持清洁是必须的要求。表面能看到的部分，外套及里面搭配的服装都是如此。清洁不仅包括干净，还包括整洁，最好能保持服装的版形，而不是皱巴巴的。

不要有异味

在医疗工作中，医务人员应是健康、有朝气的形象，当然不能有异味。

要避免口腔异味，就必须注意口腔的清洁，正所谓"有口气处处受气"。口腔异味如果不是口腔卫生问题，就应该及时去检查了。工作时间，上班前应避免吃生葱、生蒜、韭菜等带有强烈刺激气味的食物。如果吃了，使用喷口腔清新剂、嚼茶叶、嚼口香糖等方式都可以救急，去除口腔异味。

在感知到要有身体"尾气"排出时，尽可能离开人群解决。觉察到同事或患者排出的"尾气"，最礼貌的方式是当作什么都没发生。实在不行，不露声色地暂时离开也是没办法的办法。但是对于一些患者，手术后还得期待患者的一个"排气"，这时候医护人员听到，反而应该和患者一样，表达出高兴和祝贺。

有脚气的人，脚部容易产生难闻气味，即使在办公室，也尽可能避免脱鞋，这是公德问题。另外，平时应经常清洗袜子、晾晒鞋子。

医护工作者，岗位中不宜使用香水，毕竟在医院这样的环境中，不是每位患者都喜欢香水味，甚至有的患者还会对香水气味过敏。

微笑服务礼仪

李医生参加工作10多年，虽然资历不是最深，却是科室最受患者欢迎的医生。很多患者都是慕名而来，宁愿花1个小时排队，也要请李医生看病。用患者的话来说："李医生很亲切、和蔼，从他关注的眼神里就知道，他很重视你的病情。这样的好医生，我们当然相信他。"

正如患者所说的那样，李医生10多年来每天都以亲切、和蔼的面孔迎接每一位患者。让患者的心里感受到温暖，患者才会接受、信任医护人员。

传播学认为，在人们接受的来自他人的信息中，55% 以上来自无声的语言，在这 55% 中，又有 70% 以上来自表情。可见，表情对人们交流和沟通的影响无疑是巨大的。在医院这样的特殊环境里，在患者看来，医护人员的表情往往就是工作态度。

微笑训练

医护人员在岗位上适当的微笑，是优质服务和亲和力的体现。受欢迎的微笑可以练出来。

微笑的时候，先放松面部肌肉，然后使嘴角微微向上翘起，让嘴唇略呈弧形。微笑必须注意整体配合。虽然是简单的表情，但要成功运用，除注意口形外，还要注意面部其他部位的配合。微笑的时候，目光要柔和发亮，双眼带笑（眯起）；眉头自然舒展，眉心微微向上扬起。

以下是几个有效的训练方法。

对镜子摆好姿势，像婴儿咿呀学语那样，说出英文字母"E""G"的发音，让嘴的两端朝后缩，微张双唇。轻轻浅笑，减弱发音的程度，这时可感觉到颧骨被拉向斜后上方。相同的动作反复几次，直到感觉自然为止。

把手举到脸前，手按住嘴角向外做"拉"的动作，想一些开心的事情，一边想象笑的形象，一边使嘴笑起来。

把手指放在嘴角并向脸的上方轻轻上提，一边上提，一边使嘴充满笑意。

笑久了脸部肌肉会感觉僵硬。可以鼓小半口气，眼睛和气一起顺时针、逆时针地转，练习眼睛、嘴部和面部的灵活性，反复练习几次，就有感觉了。

微笑要求

要想塑造出受患者欢迎的笑容，应是发自内心的、真诚的笑意。也应加强微笑修养，注意微笑的"三要""三不要"和"六个一样"。

微笑的"三要"：

一要口、眼、鼻、眉、肌结合。发自内心的微笑，会自然调动人的五官：眼睛略眯起、有神，眉毛上扬并稍弯，鼻翼张开，脸肌收拢，眼角呈现鱼尾纹，嘴角上翘。唇不露齿式或微露齿式的微笑，是我们东方人的微笑特点，如果要露8颗牙，那就变成了咧嘴而笑，不一定最适合医护岗位了。

二要神情结合，显出气质。笑的时候要精神饱满，彬彬有礼，笑得亲切、甜美。微笑在于它是含笑于面部，"含"给人以回味、深刻，有如蒙娜丽莎微笑般的韵味。咧嘴大笑，再好的气质也会没了。

三要声情并茂，相辅相成。微笑和语言美往往是孪生姐妹，甜美的微笑伴以礼貌的语言，二者相映生辉。脸上微笑，却出言不逊，微笑就失去了意义；而语言文明礼貌，却面无表情，会让人怀疑你的诚意。只有声情并茂的微笑，才能起到"锦上添花"的效果。

微笑的"三不要"：不要强装笑脸；不要露出笑容随即收起；

不要把微笑只留给领导、同事、熟悉的患者等少数人。

另外，微笑服务还要做到"六个一样"：领导在场不在场一样；本地和外地患者一样；患者身份高低一样；认识的、不认识的患者一样；大人、小孩一样；主观心境好坏一样。（见图2-1）

微笑还要适度

小李在经过医护礼仪培训的第二天，满怀信心地站到了导医台的岗位上。根据昨天礼仪老师教给的微笑训练法，她保持了"规范的微笑"。

这时一位老人表情痛苦地朝导医台走来，焦急地询问小李，他心口疼，该去哪里看。小李一边微笑着，一边不紧不慢地告诉老人应该先去挂号，然后再去三楼。

老人一下子火了，说我这么难受，而你却站在那里一直笑我！随即向医院投诉了小李。

医护人员提倡微笑服务，但绝不能过于教条，而不分场景、情况都千篇一律地笑。在医疗工作中，有些情况下的微笑，甚至可能招致患者的反感。

在一些特殊岗位，如抢救室、手术室，患者产生尴尬状况时，或看到患者表现出痛苦的状态，无论是询问、解答还是在工作中，此时都不宜有多余的笑。而是表现出同理心，保持全神贯注，行动迅速，这样更能让患者产生信任感。

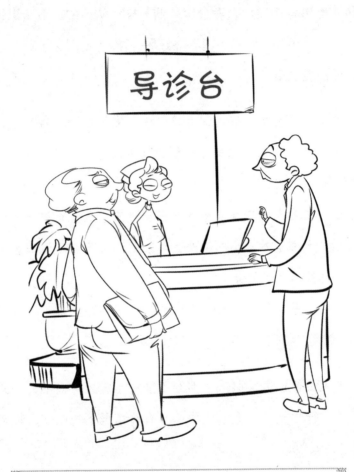

图 2-1　服务患者做到"六个一样"

一般认为，在以下情况微笑是受欢迎的表现：窗口岗位受理服务时；医生在回答患者疑问时；医生讲解患者病情时；患者因为手术感到紧张时；医生在给患者做检查时；护士在给患者打针、输液时；医护间相互打招呼时等。

可以说，恰当的微笑是医护人员的医德素养之一。患者及其家属首先是看医护人员的面孔、表情和态度。假如医护人员面带微笑、态度真诚，就能减少摩擦、感动患者，化解矛盾。试想，有谁喜欢一副"苦瓜脸""驴脸"的人呢？

注意眼神关注

很多患者都有这样的体会：排队几小时终于见到医生，然后短短几分钟的诊疗，可能医生连看都不看你一眼。这种情况下，对患者来说，往往既不满医生对自己的冷漠，又会有自己的病症是否被准确诊断的担心。

事实上，医护的工作强度都很大，分秒必争，经常连上洗手间的时间都没有。即便如此，从患者角度来说，还是希望医护人员能对自己关注一点，哪怕只是一个眼神，也能让患者感觉自己被重视。

注视的方法

眼睛是"心灵的窗口"。对每个人来说，眼神能够最明显、自然、准确地展示自身的心理活动。学会用眼睛说话，无疑将会使你成为更受欢迎的医者。

一般和对方目光接触的时间，是和对方相处的总时间的1/3，每次看他人的眼神持续3秒左右，这样会让对方感觉比较自然。与患者及其家属交谈的时候，医护人员应经常保持目光交流，长时间回避目光或左顾右盼，是对患者不在意或者"心里有鬼"的表现。但如果注视的时间过长，特别是异性患者，难免会让患者怀疑，你是对疾病感兴趣，还是对患者这个人感兴趣。

当患者说错话或拘谨时，不应正视对方，免得被误认为是讽刺和嘲笑。

向患者及家属问候、致意、道别，都应面带微笑，用柔和的目光注视对方，以示礼貌。

运用目光的时候，要做到把目光柔和地"照"在患者及其家属的脸上，而不是单单注视眼睛，否则会令患者增加不适或恐惧感。

熟悉的患者，可以多一些眼神关注，可以看眼鼻三角区域。检查具体病症时除了看患病区，也可以不时地关注患者的眼睛，以示重视和关切。

注视的禁忌

除非是出于诊断病情的需要，否则不要注视患者头顶、胸部、腹部、臀部、大腿、脚部及手部等"禁区"，不然会引起对方的反感。

不要上下左右反复打量，或用斜视、眼角余光的方式看人，这

些注视方式都会让患者不舒服。（见图 2-2）

眼皮眨动一般每分钟 5~8 次，过快表示思维活跃或在思索，过慢就表示轻蔑、厌恶等，有时候眨眼也可以表示调皮或不解。如果对方眼球反复转动，往往表示在思考。而"挤眉弄眼"就是表示在向人暗示。所以不但要观察他人的眼神，更要把握好自己的眼神。

从注视的角度来说，提倡平视（在注视他人时，身体和对方处于相同高度），以示双方的平等和自己的谦和态度。

医护着装规范

得体的着装，不仅是个人素质、修养和品位的体现，还表示医护人员对工作岗位的重视、对患者的尊重，也是医院形象和医院文化的一种体现。

医护工作服穿着要求

穿上醒目的工作服不仅是对患者的尊重，而且便于患者识别。同时，也使穿着者有一种职业的荣誉感、责任感、使命感。

工作服一般都是既有款式、固定搭配，所以在穿着要求上，我们提供四点参考。

（1）整齐。合身的工作服，领围以能插入一指大小为宜；上衣的胸围、腰围及裤、裙的臀围以穿一套羊毛内衣裤的松紧为宜；内衣不能外露；外衣不掉扣、漏扣；袖扣、领扣、衣扣都要扣好。

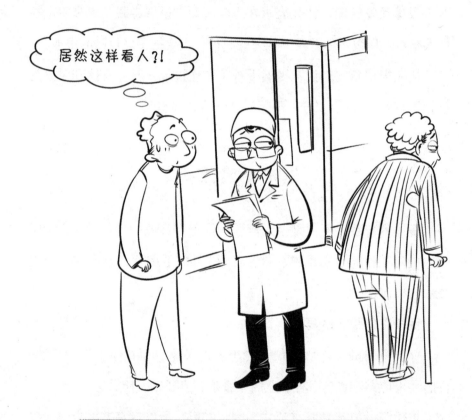

图 2-2　眼神多些关注少点禁忌

（2）清洁。清洁是基本要求，不清洁的工作服不应该穿上工作岗位。确保衣裤没有污垢、血渍、异味；领口和袖口尤其要保持干净，同时注意兜口清洁。

（3）挺括。工作服还要求衣裤不起皱，穿之前要烫平，穿后挂好，做到白衣、护士服平整。这样不仅美观，更容易衬托出医者良好的风度和气质。

（4）规范。工作服无论是护士服还是医师工作服，都要按既有样式穿着，不要别出心裁，自己随意搭配甚至"再加工"，也不要任意卷挽袖口、裤腿。比如，医师工作服该系的扣子都应系上，这样既美观又便于工作，而不是把白衣当成披风穿。

医生及窗口着装

医生及窗口岗位，包括放射、化验、药剂等，在工作时间都应穿着工作服。

身份牌端正地佩戴在左胸上方的位置。

有些特殊岗位，如手术室、传染科、特殊科室的医护人员，为了无菌的技术操作和保护性隔离的需要，工作时会戴圆筒帽。戴圆筒帽前，仔细整理发型，头发全部放在圆筒帽内，前不露刘海、后不露发际。

戴口罩应完全遮盖口鼻，戴至鼻翼上1寸，四周无空隙。吸气时以口罩内形成负压为适宜松紧，达到有效防护。无菌操作与防护传染病时必须戴口罩。口罩戴的位置高低松紧适宜，否则不但影响医护人员的形象，且不能起到应有的防护作用。而戴得太高会影响视线或擦伤眼黏膜。口罩应每天更换、保持干净。工作之外和他人讲话时应摘下，长时间戴着口罩与人说话是不礼貌的。

秋冬季节，男士可以内穿衬衫、系领带，"V"领毛衣等；病房医生白衣内应按科室类别穿着统一设计的医生内穿衣。

无论什么季节，白衣的衣扣应该都扣上。

护士岗位着装

从着装规范的角度来讲，护士岗位包括导医导诊。

工作时头戴燕式帽，燕式帽是护士职业的标志，端庄大方，衬托出护士善良圣洁、充满自信的形象。保持燕式帽的洁白、挺括、无皱折。戴帽时先整理头发，长发用发网向上网住，不宜梳得过高，耳边头发一律梳理到耳后，需要时可用小发卡固定。发不垂肩，帽冠底边距前额发际2~5厘米。用发夹将头发在帽后方固定，帽翼两侧禁用发夹，以保持两翼外展似"燕子飞翔"的形象。

护士服的袖扣要求扣齐，使自己的内衣袖口不外露，也不影响操作。

护士鞋，统一为白色软底坡跟鞋，保持鞋的干净、洁白。

导医身披绶带时，注意确保绶带的清洁、无皱折，左肩式、右肩式披戴都可以，但以右肩式居多。

其他要求

女医护人员，工作中应穿肉色袜子。穿裙装则须穿肉色的连裤或长筒袜，袜口避免暴露在外。

戴圆帽，则要把头发全部罩住不外露，并且圆帽应前达眉睫、后遮发际、侧不盖耳，缝口放到后面。

鉴于医护人员的职业特点，会接触各类患者。饰物会妨碍工作，也是医院内交叉感染的媒介，还容易划伤患者、划破手套、脱落污染，同时还不便于手的清洁消毒。所以医护人员在工作场合不戴手部饰品（戒指、指环、手链、手镯）及耳部饰品（耳坠、耳环、耳钉、耳包）；手术室的医护岗位，不戴任何首饰。

工作期间，不穿医用防护鞋之外的拖鞋或类似拖鞋的凉鞋。禁止穿白衣或护士服进出营养部和食堂。

另外，上班期间不暴露文身及皮肤粘贴彩绘；除工作需要和眼疾等特殊情况外，不戴有色眼镜；工作场所不吸烟，不披衣、敞怀、挽袖、卷裤腿、光脚穿鞋，不做有损医务形象的行为。

小提示大道理

医护人员的个人仪容及着装形象，基本要求就是美观、整洁、卫生、简单、得体，符合医护岗位专业、严谨、干练的职业形象要求。

第三课
医护举止礼仪
THE THIRD LESSON

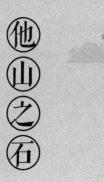

他山之石

　　小吴刚刚获得省第一届"南丁格尔杯"服务规范比赛的第一名，为医院争得了荣誉。能获得这个荣誉，其实是小吴所在医院的规范管理，以及她自己平时的积累，水到渠成的结果。

　　小吴所在的医院，非常重视医护人员的服务规范教育，除定期进行培训外，从穿衣打扮到工作仪态，都制定了相应的规范标准。而小吴在工作中更是精益求精、严于律己。

　　毫无疑问，这家医院的服务质量在社会上有口皆碑。甚至去就过医的外籍患者也由衷地说：这家医院的服务可以和世界上一流的医院相媲美。

　　医护岗位专业、规范的工作举止，对于提升服务形象、提高患者满意度和社会效益，都非常重要。

医护人员是健康的"保护者"、生命的"守护神"，他们的行为举止对患者及家属的心理有极其重要的影响。而且，患者及家属对医护人员最初的评价，也往往基于装束和举止。

医护工作仪态要求

医护人员工作基本仪态应做到：优雅大方、得体规范，方便服务患者。

优雅大方

医护人员被人们敬称为"白衣天使"。这就要求医护人员在仪态上要表现得优雅大方，专业自信，不要畏畏缩缩、羞羞怯怯。树立全心全意服务于患者的意识，就要从工作仪态上表现出来。比如，女护士无论站、走还是坐，都要体现女性的优雅、柔和之美。坐姿表现优雅而不失礼，特别是夏天穿裙子时。

得体规范

既然是服务岗位，就要讲究规范。只有规范的服务，有章可循、有据可依，才能便于管理、监督。另外，医护人员的举止还要得体、有分寸。比如，进出病房和护理操作的时候，规范和得体就显得非常重要。规范得体，并非是无源之水、无本之木，而是来源于实践、提炼于实践，总体上必然是自然、亲切，而非做作。我在医护礼仪培训中发现，有些护士站立时手的摆放，就像肚子疼而捂着那样的不自然。

方便服务患者

无论是优雅大方还是得体规范，都必须要围绕服务患者这一基本点。也就是说，不利于服务患者的仪态，即使再优雅，也是"海市蜃楼"，纯粹是摆设；不利于服务患者的仪态，即使再规范，也是生搬硬套，让人看着别扭。就像医护人员的走姿，不管具体场景而只"一刀切"地要求优雅大方，有时候就会适得其反了。比如，在急诊室，医生、护士面对送来急救的患者，分秒必争的情况下还那样"优雅大方"、不急不慢、面含微笑地走过来，这时候的患者家属对医护人员可能不仅仅是不满了。

向患者致意礼节

所谓致意礼，在医院环境中，就是见面时向患者、患者家属及其他来宾表达问候、欢迎、友好与尊重的举止。我们介绍几种医务工作者常用的致意礼节。

点头致意礼节

又叫颔首礼。行点头礼，头部向下轻轻一点，同时面带笑容问候对方。不要反复点头不止，点头的幅度也不必过大。适合医务各岗位向患者的致意或同事间一天多次见面时的致意。

欠身致意礼节

坐姿状态时，身体稍前倾或臀部稍稍离座，目光注视对方，同时问候。主要适用于医生岗位接诊时行的一种礼节。

鞠躬致意礼节

行鞠躬礼时应立正，面含微笑，双目凝视受礼者，问候并上身弯腰前倾。弯腰时眼睛跟着往下，看自己的脚前方约1.5米处。男士双手贴放在身体两侧裤线处，女士双手下垂搭放在腹前。下弯的幅度越大，所表示的敬重程度就越大。行鞠躬礼主要是护士岗位，鞠躬15度或者30度就可以了。而遗体告别时的鞠躬度数更大。

鞠躬忌讳：只低头、不看对方、头部左右晃动、眼睛盯着患者、双腿没有并齐、猫腰驼背。

握手礼节

握手礼，主要是行政后勤岗位或医护人员对外交往中使用。医疗服务中一般不用握手礼。

握手遵循"尊者先伸手"的原则。工作场合，职务、身份高的人先伸手。

接待时，当来宾抵达，应由主人先伸出手来和来宾相握；而在来宾告辞时，就应由来宾先伸手来与主人相握。前者表示"欢迎"，后者表示"再见"。

握手时双目注视对方微笑致意，不要看着第三者，否则显得心不在焉、目中无人。

不要随便用双手和他人握手，老朋友之间除外。握手一般控制在 3~5 秒。想要表示自己的真诚和热情，也可较长时间握手，但不能握着不放，可以适当上下晃动几下。以汗手相握是不礼貌的，可以在衣袋里准备上手帕，提前擦拭，应急时也可以用整理衣服的动作，把手上的汗拭干。

人数较多时，可以只和相近的几个人握手，跟其他人点头示意，或鞠躬致意。

不要戴着手套或墨镜与人握手。

握手时，不要上下左右抖个没完。

不要用左手相握，有些宗教信仰者认为左手不洁。

握手时，不要将另外一只手插在衣袋里或放在背后。

握手时，不要面无表情、不置一词或长篇大论、点头哈腰，过分客套。

工作站姿有讲究

正确、规范的站姿可以使人不易疲劳，并且展现出仪态美、职业美。

站姿基本要求

工作岗位上的站姿，要求挺拔、舒展、线条优美、精神焕发，站出自己的精气神来。

正面看：要点是，头正、肩平、身直。两眼平视，两肩平齐，两臂自然下垂，两脚跟并拢，两脚呈"V"状分开，脚尖张开约60度，身体重心落于两腿中间。女士也可以用"丁"字步站姿。站立时间较长时，可以一腿支撑，另一腿稍放松。

侧面看：要点是，两眼平视，下颌微收，挺胸收腹立腰，背部舒展挺直，手的中指贴于裤缝，整个身体庄重挺拔。这种情况下，让人看起来稳重、大方、挺拔。

男性：体现刚健、潇洒、英武的风采，给人"劲"的壮美感。双手相握、叠放于腹前，或者自然垂放于身体两侧。双脚可以分开，与肩同宽。

女性：表现女性轻盈、妩媚、典雅、娴静的韵味，给人一种"静"的优美感。双手相握、叠放于小腹前。双脚尖可以稍许张开。

练习站姿时应掌握的要领是：平、直、高。

平：头平正、双肩一样高低、双目平视，面含微笑，最好经常通过镜子来观察、纠正和掌握。

直：腰直、腿直。后脑勺、背、臀、小腿、脚后跟这五点成一条直线。训练时靠墙壁站立，后脑勺靠墙，下巴会自然微收；腿、膝尽可能绷直，往墙壁贴靠；脚后跟顶住墙，把手塞到腰、墙之间，刚好能塞进去就可以了；如果空间太大，可把手一直放在背后，弯下腿，慢慢蹲下去，蹲到一半时，多余的空间就会消失，然后再站直，体会正确站立的感觉。

高：重心上拔。感觉像有人抓着头向上拉一样，会感觉瞬间增高两三厘米。练习方法是挺胸收腹，梗直脖子。可以顶书站立，也可以在墙上吊一个物体，每当挺直上拔的时候，头顶刚好能触到它。

工作站姿的变化

因工作岗位和场合的不同，标准站姿有两种变化。

（1）服务时的站姿。为患者提供服务时的站姿，如医院窗口岗位等，或者站着与患者及其家属交谈时。

头部微微侧向患者，面带微笑。手里可以拿着物品，不拿物品时双手自然下垂，或双手叠放在身体前面。收腹、挺胸、立腰、抬头、收下巴。女士可以双脚一前一后站成"丁字步"：支撑脚脚尖向前，另一只脚的脚弓处贴着支撑脚的后跟，脚尖向外展开30°或45°，形成倒"丁"字形。脚尖向外展开的度数也可以小一点，形成优美的"小丁字步"。而男士站成"V"字步或两脚稍分开就可以了。

（2）导医站姿。鉴于导医的工作性质，在岗位上是站姿与走姿服务。而长时间用标准站姿难免会疲惫。所以也可以适当调整站姿，稍作休息，也不会影响到服务形象。具体做法如下：

手脚适当放松，不必始终保持高度紧张的状态。

可以以一条腿为重心，将另外一条腿向外侧稍稍伸出一点。

双手可以指尖朝前，轻轻地扶在身前的服务台边上。

两膝要尽量伸直，不要弯曲。

肩、臂自然放松，挺直脊背。

工作站姿禁忌

在工作岗位，无论是姿态不雅，还是缺乏敬人之意的站姿，都是禁忌的：

垂头而站；

含胸而站；

屈腿而站；

双腿大叉而站；

耸肩、驼背而站；

趴伏倚靠而站；（见图 3-1）

浑身乱动而站；

踩踏物品而站；

勾肩搭背而站；

双手平端或抱在胸前而站……

出现这些情况，往往都是平时对自己要求不严、行为过于随意而形成的不良习惯。但只要不断提高服务意识和坚持仪态训练，都可以修正。

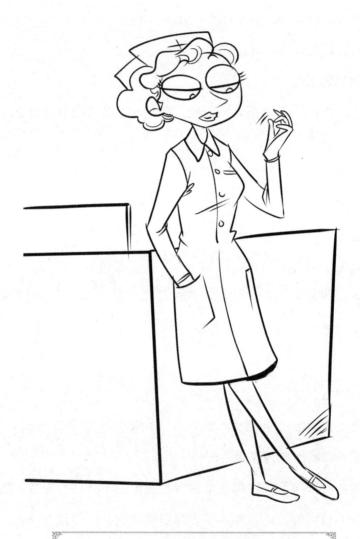

图 3-1 工作中禁忌的站姿

医护走姿规范

实习护士小丽今天穿了一双非常漂亮的新皮鞋。穿上漂亮皮鞋，小丽心情也变得特别好。然而护士站也一连接到 3 次患者的投诉，内容都是一样：投诉小丽走路声音太大，影响患者休息。而小丽辩解说：刚网购的皮鞋，就是试穿一下。

鉴于医疗工作的特殊性，对于医护人员特别是护士来说，即便对于"走"这样的小问题，也应引起足够的重视。

走姿基本要求

走的时候，抬头，双眼平视前方，双臂自然下垂，手掌心向内，以身体为中心前后摆臂。收腹挺胸，腿伸直，腰放松，脚步要轻并且富有弹性和节奏感。

摆臂时，前摆约 35°，后摆约 15°；起步时身体稍向前倾，重心落前脚掌，膝盖伸直；脚尖向正前方伸出，行走时双脚踩在一条线的两侧。走路时要摆动大腿关节部位才能使步伐轻捷，而不是摆动膝关节。

女士还要步履匀称、轻盈，举止端庄、文雅，显示温柔优雅之美。

提供一种有效的良好走姿训练法：把一本书放在头顶上，放稳后再松手，顶着书慢慢地从基本站立姿势起步走。

行走时不拖脚，步幅约一只脚的长度，步态柔美均匀。巡视病房、医疗操作时应柔步无声、轻盈稳健。紧急抢救或病房呼唤时，严禁慌乱，而是加快步伐、争取时间，表现出一名职业医护人员应具备的紧张有序、忙而不乱的业务能力，进而增加患者的安全感。

工作走姿特例

（1）陪同引导。陪同引导患者或客人，在走廊或平地引导，双方并排走路时，陪同引导人员应在左侧。如果双方单行走路时，要在左前方约两步的位置。当被陪同人员不熟悉行进方向时，陪同引导人员应该走在前面外侧；另外，走的速度要照顾到患者或客人。每当经过拐角、楼梯或道路不平的地方，应及时使用手势并用语言提醒"请您向左边走""这边请""请小心路滑"等，必要时搀扶患者。走的过程交谈时则侧转身朝向对方。

（2）上下楼梯。坚持"右上右下"原则。上下楼梯时，应当右侧上、右侧下。左侧是快速急行通道。

上下楼梯时注意礼让患者。从安全角度出发，陪同引导患者或客人上下楼梯时，患者、尊者走在高处。

（3）进出电梯。乘电梯遇到不相识的人，也要以礼相待，请对方先进先出。当负责陪同引导他人，而又无专人驾驶电梯，必须自己先进后出，以方便控制电梯。

尊重周围的乘客。进出电梯时侧身而行，免得碰撞他人。进电梯后尽量站在里边。人多时最好侧身站立，后进的人面向电梯门。下电梯前提前换到门口。电梯内不要大声喧哗或嬉笑吵闹。打喷嚏时，应用手或物遮挡，不应冲着他人后背下"喷嚏雨"。

（4）开关门。外开门，先敲门，打开门后扶住门把手，站在门旁，请客人或患者进入。内开门，先敲门，自己随门先进入房间，然后侧身扶住门把手，再请客人或患者进入。

和他人一起进出房门时，请对方先进先出。当陪同引导，还有义务在出入房门时替对方拉门或推门。有门帘的，除了要帮同行的领导、客人、患者掀门帘，还应注意轻掀慢放，避免门帘打着他人的脸。

走姿注意事项

养成靠右侧行走的习惯。

礼让患者，道路狭窄的地方迅速通过并致歉，可以说："借过一下，谢谢！""打扰了，借过。谢谢！"

避免：脚蹭地走；低着头走；抱肘、手插口袋走；呈"外八字""内八字"走……

医护坐姿礼仪

得体、优雅的坐姿传递着自信、友好、热情、庄重、大方的信息。

坐姿基本要求

当腿进入基本站立的姿态后，其中一条腿后撤，稍碰椅子，目的是感觉到椅子的存在，然后轻轻坐下。必要时，一只手扶着座椅把手也可以。女士坐下后双膝合并，双腿并放在中间或一侧。

男士膝部可以分开一到两拳，但不超过肩宽，更不能两腿叉开过大，半躺在办公椅子或沙发内。

入座。和客人一起入座时，出于礼貌，应先请对方入座。

对外交往中，一般讲究左入左出，就是条件允许时，最好从座椅左侧进去坐下。离席时，从椅子左侧撤出。

就诊中，患者入座时，医生对患者点头或欠身致意就可以。

离座。离开座位时，身边如果有人在座，应该用语言或动作向对方先示意，如说"请稍候"，然后再站起身。当跟客人同时离座，要注意起身的先后次序。离座的动作轻缓，不要"拖泥带水"。当患者离座，应以语言，点头等方式致意。

坐好后，上身姿势需要注意以下三点。

（1）注意头部姿势。写材料时可以低头俯看桌上的物品，但在回答患者问题，应尽可能抬起头，以示礼貌和倾听。与患者或其家属交谈的时候，可以面部侧向对方，但不能把后脑勺对着对方。

（2）上半身直立。女士夏天穿裙装坐下，先要自然地从上而下将后面衣裙抚平。一般应坐椅面的2/3。工作中通常不应把上身完全靠着椅背。在与患者或其家属交谈时，为表示重视，应侧转上身面向对方。

（3）手的摆放。通常把手放在两条大腿上；也可以一手放在腿上，一手放在椅子扶手上；还可以双手叠放或相握后放在腿上。侧身与患者或家属交谈时，可以把双手叠放或相握放在自己所侧一方的大腿或座椅扶手上。身前有桌子时，把双手平扶在桌子边沿，或双手相握放在桌上。

医护坐姿禁忌

坐在办公桌上、办公椅扶手上，向患者询问病情时坐到患者床边上。

双腿叉开过大。男士双腿叉开过大，女士无论是大腿叉开还是小腿叉开，都非常不雅。

架腿方式欠妥。坐下后把双腿架在一起，不是说绝对不可以。但应当是两条大腿相叠、并拢。如果把小腿架在另一条大腿上，两腿间还留出很大的空隙，就显得有些放肆了。

双腿直伸出去。坐下后，不要把双腿直挺挺地伸向前方，这样既妨碍他人，也不雅观。

抖腿。坐着的时候不由自主地抖腿，会让患者心烦意乱，更会给人留下不稳重的印象。

以鞋底示人或脚尖指向他人，或将鞋半脱挂在脚尖上。（见图3-2）

把手夹在腿间。这个动作让人感觉不成熟、不自信，也很不雅观。

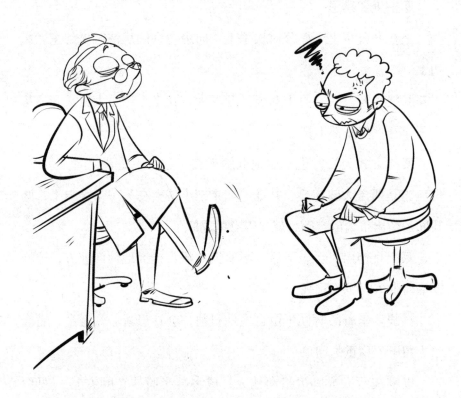

图 3-2　坐时不要以鞋底示人

工作蹲姿规范

工作中，适合的蹲姿有以下几种。

高低式蹲

即双膝一高一低，下蹲时，一脚在前，一脚稍后，臀部向下，屈膝下蹲。女性应两腿靠紧，男性可以适度分开。基本上在后侧的腿脚支撑身体。也可以反向交换。

交叉式蹲姿

通常适用于女士，蹲下后双腿交叉在一起，能有效避免"走光"。蹲时用手轻抚裙摆。

半蹲式蹲姿

一般是行走时临时采用，特征是身体半立半蹲，双腿略为弯曲，身体重心可以放在一条腿上，或者两腿并齐同时弯曲下蹲。两腿之间不要分开过大。这样的蹲姿对腰部起到很好的保护作用，尤其在提拿重物时。

切忌突然下蹲，离人太近，方位失当，臀部向上，弯腰低头，双腿分开太大等。特殊情况和紧急救援时除外。

工作手势及禁忌

手势具有很强的心理倾向性和表达力，工作中手势得体，表达出的是医护人员良好的职业素养。

介绍手势

介绍他人的时候，脸的朝向和手势指向的方向正好相反，不应双手"左右开弓"，可以只用右手给双方做介绍，介绍谁的时候手势示意谁；手部应五指并拢，拇指稍弯曲，手抬高至齐胸高度，掌心与地面约成45°斜角，手臂稍弯曲。介绍时，更受尊重者有优先知情权。比如，把本医院的院长介绍给卫生局局长，可以这样介绍"吴局长，给您介绍一下，这位是我们医院的刘院长。"

介绍或者指示较高、稍远的物体时，都可以用以上的手势方法。手势的高低随物品的高低远近调整即可。如果是介绍、指示特殊物体，如文字材料的某一段落或具体的几个字，如果用以上手势可能使人看不清，这时候就可以单用食指来指示。

引领手势

在楼道拐弯处或上下楼梯时，也要用手势提醒。在说"请右拐""请上楼""请注意脚下"的同时，用手势表达出来。比如，说"请右拐"时，目光注视对方，以手势示意，指向右边，手臂稍弯曲。

进出房间、电梯的时候，也应用手势示意。

助臂手势

有时需要对一些老、弱、病、残、孕主动予以搀扶，以示体贴和照顾，这就是助臂。即用一只手或双手，轻轻扶着别人的一只手或胳膊。提供助臂手势服务要注意以下内容。

即使发现认为需要助臂的患者，也必须先征得其同意，同时也让对方有心理准备，而不是上来就抓住患者，让其受惊。

助臂的关键在于手位，用离对方较近的那只手扶住对方的胳膊肘下方，另外一只手扶对方的腕部。如果对方左臂无疾患，选择扶左臂，让对方走在我们更安全的右侧。

提供助臂服务时，步速必须和对方保持一致。还可以经常"暂停"一下，以便对方缓口气。

持物手势

（1）递物接物：递接物品应尽可能用双手或右手，把物品递到对方手中，等对方拿稳后再放手；或放在对方方便拿取的位置。让患者伸手来够，或给患者抛掷物品都是失礼的行为。递接带尖、带刃等物品，把方便拿取的一侧给对方，应把尖、刃部分朝向自己，同时提醒对方小心拿取。

（2）端治疗盘：以自然站立姿态，双手端托治疗盘底缘中 1/3 处，拇指在盘边缘，其他四指托住盘底侧面。保持盘的平稳，不可将手指伸入盘内。盘内缘离身体 3~5 厘米，肘关节弯曲小于 90° 贴近身体，大臂靠近侧胸部，小臂同大臂及手一起用力。取放不触及我们的工作服，行进注意保持治疗盘的重心平稳。

（3）持病历夹：左手握病历夹右下缘中段处，并夹在肘关节与腰部之间，病历夹前沿略上翘，右手自然下垂或摆动。翻病历夹时，右手拇指与食指从中缺口处滑至边缘，向上轻轻翻开。

（4）搬、拿椅子：取右侧前位，面向椅背，以右手握住椅背下缘中段，左手扶住椅背上缘，四指并拢，拇指在内侧，向上提起。搬拿、放下动作要轻，避免发出噪音。

（5）展示物品：向他人展示物品，双手或右手拿着物品至对方方便观看的高度，正面朝向对方。当物品是高温或有异味时，注意保持适当的距离，并用语言提醒。

推车手势

使用各种推车时，注意动作自然优美、平稳安全。

推平车（担架车）转运患者，注意平稳并保持直线推进。护士在患者头侧，随时观察患者的反应。对于躁动的患者，在推车前应妥善进行保护性措施；昏迷患者应采取平卧位，头偏向一侧，防止呕吐物误吸；心肌梗塞的患者转送时避免剧烈震荡；四肢骨折的患者，提前妥善固定伤肢；颈椎骨折的患者移动前先上颈托保护，转运时头颈两侧用软垫垫好，防止损伤血管、神经等；脑出血和颅脑外伤的患者应采取头高足低位，运送途中避免剧烈震荡，始终保持头部在前，上下坡时保持患者头部在高位，避免脑水肿和再出血。推送过程中护士还要随时注意、保护患者防止坠落。

推治疗车，用双手扶住车两边扶手，双臂伸直，重心集中于前臂，身体略向前倾，轻柔地向前推进，快中求稳，而不能用手拽着车叮叮哐哐地拉着走，这样不仅看起来不雅观，而且会给病区带来噪声。进入病房前应先停车，用手轻轻推开门，才能推车入室到患者床边进行操作，不能用治疗车撞击房门。

推抢救车和治疗车一样，要快中求稳。运送患者时，使患者的头部位于大车轮一端，以减少对患者头部的震荡，小车轮一端位于前方，方便掌握方向、观察患者表情。

推轮椅，护士应在患者身后，手扶车把，固定轮椅，保护患者安全落座后，放下脚踏板，将患者的脚放好。根据病情使用固定带，将患者妥善约束安置，尤其上下坡路段，谨防患者前倾跌伤。推动轮椅时，注意双手用力均匀、步幅平直稳妥、避免颠簸。推走或停止时，及时提醒患者。

禁忌手势

说话时把手插放在自己的口袋里。

用手指着他人，背后对人指指点点。

和他人讲到自己时用手指自己的鼻尖。

接诊或护理中抓头发、玩饰物、掏鼻孔等。

用一根手指做指引或指示，或用食指查点人数。（见图3-3）

控制自己的音量

来自《长江日报》的消息：一位73岁的老人临终前专门给医院的医护人员留下一份遗言。遗言的内容，竟然是希望护士说话最好能小声一点，医护人员交流时要走近再说，不要在病区大喊，尽量

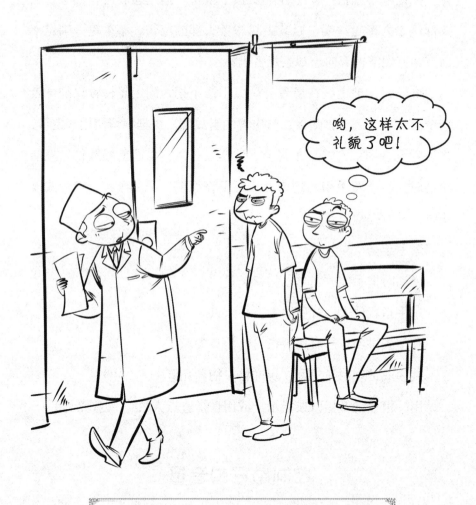

图 3-3　工作中不要用失礼手势

保持安静，不要影响患者休息。希望医生不要把不开心留给患者看……

患者需要的，不仅是请医护人员治疗病痛的躯体，还需要抚慰心灵。这就需要医护人员通过自己的服务举止表达出自己的专业、关爱和对生命的敬畏。

医院是特殊的场所，所有人都应尊重、照顾他人的感受，尽可能控制自己的音量。医护人员作为医院的主人，必须率先垂范。

说话的音量

说话声音是要注意的。当在房间内给患者看病、沟通时，说话声音大，给患者或家属的感觉不是为让人听得更清楚，而是不耐烦甚至是呵斥。在室外说话声音大，给人感觉是不管不顾他人的感受，打扰他人休息，同时也显得缺乏素养。所以，不管是在室内还是室外，必须控制自己的音量。需要招呼远处的人，可以快走两步靠近再说话，不要隔着"几里地"就用"狮吼功"，让人反感。

当电话信号不好，说话声音再大也没用，完全可以先结束通话再重拨。

走路的声音

我们说过，医务人员、行政后勤人员，都不应穿有金属鞋掌的鞋。特别是晚上值班时，医务人员走路的时候还应尽可能轻巧一点。

同时不应在医院内蹦跳、跑。当然，紧急情况下是另外一回事。

操作的声音

工作、医疗操作中，尽可能降低或避免不必要的噪声。

操作时动作轻稳，处理物品时避免相互碰撞，制造不必要的噪声。还有开关抽屉、开关门，往地上或桌上放置物品，推手推车，都应注意动作轻一点，尽可能避免噪声。这是一种个人素养，也是对他人的尊重。

小提示大道理

行为举止是心灵的外衣。对于医护人员来说，举止得体能提升工作效率，增加患者的信任；举止失仪则会留下没有素养、不尊重患者的印象。

第四课
窗口岗位礼仪
THE FOURTH LESSON

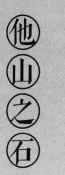

他山之石

小贾在今天的医院大会上，被领导点名批评。

昨天上午医院患者很多，发药窗口也有很多患者。有1位患者错拿了其他患者的药。这位患者在服用1次后感觉身体有些不良反应，就到医院询问，才发现这不是他的药。患者和家属当即到发药窗口质问小贾，又到院办投诉。

很多医院经常会人满为患。但不管哪个岗位，人多却绝不能慌乱，毕竟对医院来说，任何细小的疏忽都可能带来重大的意外。

我在医护礼仪培训中，一直要求窗口岗位一定要做好核对确认工作，患者多的时候忙而不乱，忙正是测试优质服务的试金石。

这里说的窗口岗位，是根据工作环境和工作特点而言，包括财务、药房、医技等一线岗位。

金杯银杯，不如患者的口碑。良好服务，就是最好的医院形象营销。作为医院的窗口岗位，必须树立"以患者健康为中心"的服务理念，耐心、积极的服务心态，把服务意识融入本岗位的自觉行动中，让患者更满意，使"窗口"更亮！

岗前准备与恭候礼仪

医院窗口岗位有站式和坐式工作，恭候也是如此。每天工作前都要做好相应的准备。

岗前准备

检验、影像等医技岗位。药品、物品是否按规定摆放有序，药品瓶签类别是否清楚，当天所用物品是否备齐，仪器设备是否正常，当天供患者取的化验检验结果是否已经按序放好。上岗操作前着装整齐、洗手、修剪指甲、操作时戴口罩。

财务挂号、收费岗位。零钱是否准备好，个人钱款、物品是否已放在规定位置而不是带到岗中。

药剂的中西药窗口岗位。注意检查药品存放环境（特别是有特殊存放要求的药品）是否发生改变，查看药品有效期等质量事项，严防药品过期、变质，实行"先进先出""近效期先出"的原则。

工作环境的管理。不管是办公室卫生，还是桌、台卫生，都应提前处理好。工作物品分类摆放、整齐规范、方便查找。除水杯之外的其他私人物品不放在桌面上。

自我形象检查。检查自己的着装、妆容是否得体，端正地戴好身份牌。

情绪管控。上岗时确保有良好心态，不把个人的不良情绪带到工作中。工作中保持从容、理性、乐观的心态。

岗中恭候

不管是财务、药剂或是医技岗位，都应提前恭候。

身前没有障碍物时的站姿恭候：面朝患者的方向，保持微笑，表示"我随时为您服务"。女士可以双脚一前一后站成丁字步，脚尖也可以向外展开的度数小一点，形成优美的小丁字步。而男士可站成"V"字步或两脚稍分开站立。

身前有工作桌、台挡身，就用柜台接待站姿恭候。双手指尖朝前，轻轻扶在身前工作台边上。两腿尽量伸直。肩、臂自然放松，立腰挺直脊背。

岗中坐姿工作的，当然也是坐姿恭候。上半身直立，头部朝向接待的方位。女士的两个膝盖并起来，双腿可以一起放中间或放一侧。想跷腿时，两腿也应合并；而男士两腿可以分开一至两拳宽，但不超过肩宽，更不能两腿叉开过大，半躺在椅子里。

岗中恭候时，不可以玩手机或东张西望。

工作开始后，患者来到自己的岗位前，这时候就应将恭候转为接待了。

挂号收费接待礼仪

挂号收费接待礼仪是指挂号收费及办理住院出院手续窗口。准时开窗。患者来到窗口前，向患者问好并行点头致意礼，微笑注视对方，而后提供应有的帮助和服务。

挂号窗口接待礼仪

患者没有主动提供社会保障卡时，微笑注视患者并礼貌提醒："您好！请问您有社保卡吗"；没有社保卡则提醒出示身份证登记办理就诊卡或一卡通："您好，请您提供一下身份证，为您办理就诊卡／一卡通"。

有时还需填写门（急）诊病历手册的个人信息，窗口应做好指导，填写正确信息。

不是每个人都懂得就医程序或医院的相应要求，窗口人员给予适当指导，方便患者，也方便我们自己的工作。

患者直接递上相关证件时，询问患者"您好，请问您挂什么科"，然后询问挂普通号还是专家号，再告诉相应的挂号费用。

接过患者的钱款，先说"请稍候"。验钞后同时唱收"收您××（金额），请稍等"，找好零钱、打好票据递给患者并说"这是找您的××（金额），请收好"。不可以默默地接、递。当人不多、不忙时，可以给患者指示一下就诊的具体位置。

现在有的医院推行便民服务，已实现自助挂号，这样极大方便了患者，也降低了医院的人力成本。几台自助挂号机只要有一位导医值守，对不懂操作的患者做好指导即可，随时关注患者需求。遇到指导的请求时，微笑点头致意并问候"您好"，再根据患者所需要的科室进行相应操作。操作时，身体可与机器成45°角，身体稍稍侧向患者，指导或辅助操作。挂号完毕，可指引患者到相应科室就诊。

收费窗口接待礼仪

根据工作程序，准、快、好地办完每一笔业务。与票款打交道要细心、细心再细心。

接过患者的社保卡或就诊卡后，微笑告诉患者"请您稍候"，同时开始操作，告诉患者金额"需要交费一共××元"。

收到现金，在患者视线内先点大面额钞票，后点小面额钞票。点清并验钞之后告诉患者"一共收您××元，请稍候"。找零、打好票据后"找您××元"，做好唱收唱付。

付出现金、单据，进行"三核对"（对单据、对项目、对金额）

盖章后，递出单据。

把余款、社保卡或就诊卡、收费单递到患者手边，不可以扔到患者手边。

现在有了更多付款方式，如刷卡、微信或支付宝付款。当刷卡支付，患者输密码时，收费人员应主动做眼神回避。微信、支付宝的付款方式都是即时到账，在收到提示并确认金额后，将社保卡或就诊卡、收费单递到患者手边。

患者出现差错，耐心地指明，并为患者提供帮助。自己出现差错，立即纠正并致歉。

对于插队的患者，现场保安没能及时赶来时，还有语言提醒、维护秩序的义务。

办理住院手续的窗口，提醒患者保存好住院押金单，日后办出院手续时需要使用。同时告知去住院部的相应护士站办住院。

不允许以快到下班时间为由拒绝为患者办理业务，尤其是较为烦琐的住院结算及社保报销业务。遇到检查患者未能在下班前完成影像检查的，应自觉延长下班时间，体谅患者及配合其他部门。

患者咨询时，用亲和的语气，简练、明确、礼貌地解答，同时避免容易产生歧义或不好含义的话。再忙也不应置之不理，更不能态度不好。毕竟对于患者来说，来医院的第一个环节就是挂号，如果第一环节就被冷遇，那么对接下来的与医护交往可能就更没信心甚至产生抵触、反感情绪了。做必要语言提示时，同样应礼貌、明确、简练，不说"半截话"、患者听不明白的话或容易有误解的话。

一位老人在医院窗口刷银行卡付款，一时着急忘了密码，连续两次都输入错误。按规定，如果再次输入错误账户当天会被锁定。于是窗口人员提醒："想好再输，你快差不多了。"窗口人员的本意是密码输入只有 3 次机会，现在就剩最后 1 次输密码的机会了。但窗口人员以自己的理解方式进行了简说，让老人非常生气，当即投诉了她。（见图 4-1）

严格按规定进行班中交接。交接时做到过程规范、速度快捷。窗口前应放置明显的标志牌。工作期间遇机器设备、网络线路出现故障，暂停收费时立即放置告示牌，并向患者说明情况，耐心解释。然后马上向财务科报告故障情况，争取尽快恢复工作。

药房接待礼仪

"大爷，白色盒子的药 1 天吃 1 次，黄色盒子的药 1 天吃 3 次。我们在上面都有注明，您记不清的话让家里人帮忙看看"，药房小张细心地对取药的患者交代着。小张说，药房是医院的服务窗口，每天处理的处方药单有上千单，平均 1 个人每天处理几百单，每个单子都要对患者交代几句，自己也不知道 1 天说了多少句重复的话。

虽然工作很累，但在小张他们看来，这些都是他们药房的平常

图 4-1 不要说会让患者误解的话

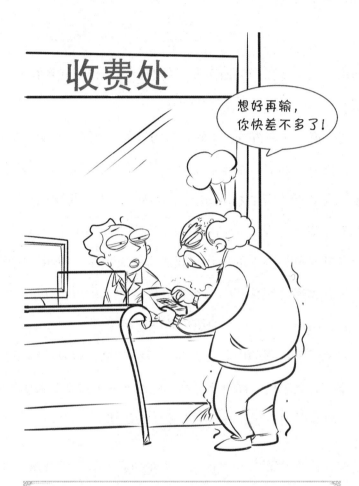

事，都是他们应尽的职责。从患者那里收获微笑他们高兴，从患者那里受到委屈他们也不在意："生病的人多少都有些脾气，我们能体谅。"

药房，主要是指中、西医发药的窗口，工作形式和挂号、收费窗口基本相同，只是不涉及钱款往来。

准时开窗。对在窗口前等候取药的患者或家属，微笑点头致意。

看清处方的药名、剂量。配好药后，再次核对姓名、药名、数量及确认每种药上是否已经贴上或标注上每天、每次的用法用量。特别是对于有使用禁忌的药物，除了标注外，还应做到口头提醒。对保存条件有严格要求的药物，同样应口头提醒、说明，比如有的药物需要在冰箱冷藏保存。核对患者姓名后，将药递到患者方便拿取的位置。同样不可以扔，即使药品不怕摔碰。

患者拿回家煎服的中药，煎药时各种药材先后放的顺序、煎到什么程度、怎么服用，都应有说明。在医务人员看来是常识的问题，患者可能没有任何概念，甚至会有相反的认知。

某中医院中药房主管告诉我一则事例。一位患者连服了几个疗程的中药后，居然效果不明显。而同一期治疗的患者，都已经痊愈，医生也觉得不可理解。那天又来看医生，在窗口排队等候拿药，和其他患者聊天打发时间。聊到中药的难喝时发现，这位患者每次药煎好后，居然只喝反复澄清后最上面的一点水，他说底下黑乎乎的有点稠，觉得没法喝，于是直接倒了……

中、西药窗口，经常会有领药的患者咨询药的用法用量、注意事项。患者咨询时，窗口工作人员再忙也应简短说明，对一些不了解的事项可以请患者再去咨询医生。现在药品包装上已经标注好服用的方法，但不是任何患者都能看得明白，或者还是觉得亲自问问才放心。不管怎样，都不可以置之不理或者粗暴拒绝。否则，患者的那份失落、无助、茫然感，很容易对医院产生不好印象，甚至直接与窗口人员发生争执、投诉。

患者取好药，离开窗口时，可以叮嘱："慢走！祝您早日康复。"

医技接待礼仪

北京儿童医院超声科贾立群，从医 30 余年来，始终坚守在门诊一线，接诊患儿 30 多万人次，确诊疑难病症 7 万多例，挽救了 2000 多名危重患儿的生命。

在医学科技日新月异的今天，B 超早已不是许多医生首选的检查手段。但"贾立群 B 超"却成了响当当的"品牌"。

成就贾立群的不是天才和契机，而是一种精神和追求。从事 B 超工作之初，从早到晚都是一只手握着探头，一双眼紧盯屏幕，从朦胧的图像中观察毫厘之间的差异；经常去手术室和临床大夫办公室探讨问题，和 B 超结果比对；用相机记录手术进程，对着照片反复研究。就是这样日复一日、年复一年地练就了"火眼金睛"，将儿童 B 超推向无人企及的高度。

毫不夸张地说，"一切为了患者"这句"口号"就是贾立群人生的写照。

医技岗位，包括检验、影像等。医技岗位虽然和患者接触的时间不长，但技术性极强，会影响甚至改变医生的判断，所以是非常重要的医疗部门和医疗环节。工作中必须"一切为了患者"，努力做到细致、耐心、精益求精，即便是不起眼的岗位，同样能做得精彩。

检查前

患者来到本岗位，微笑点头致意并问候："您好！"微笑点头致意、问候的同时，接过检验单，核对患者姓名，然后进行相应操作。

有些检查需要提前预约，当天的其他时间甚至改天才能再检查。来预约时，先核对姓名，认真、清晰地在患者预约单上标注时间。口头告知时同样应清晰、明确，对于年老患者还应再重复一次。即将要做的或改天做项目的注意事项，提前详细地告知患者，避免患者忙活半天却无效，浪费时间和精力，也耽误了治疗时间。窗口岗位有时多说一句话，患者就能少跑很多冤枉路，也会对医院少一些抱怨。

检查中

有家属陪同的，这时礼貌提示家属到相应位置等候。

对异性患者进行检查时，严格执行有关规定。对人体有伤害的射线、核磁等检查，应严格遵守操作规程，对患者及陪护人员采取必要的防护措施。

医学影像。严格执行拍片"四对"（对姓名、对性别、对片名、对部位），同时注意医生的拍片要求，细心检查可疑部位，避免差错。

医学检验。严格履行职责和操作规程，认真执行"三对"（对姓名、对项目、对编号），避免差错。

不管是检验、影像或是其他，需要患者配合或在检查、操作中对患者的体位、动作有要求的，耐心、简练、明确地告知。毕竟，不同年龄段的人，理解力、性格、配合度也有所不同，如儿童、老人等。而且口语表达出来的意思，和他人听到并理解的，有时候也会不同，这很正常。所以，医技岗位繁忙中也应注意有区别的沟通交流方式，尽快做出符合要求的检查或拍片等，以免好心办坏事，甚至引发误解。

有些项目会让部分患者产生畏惧情况，如抽血。医技面对明显害怕的患者，一方面以安慰鼓励的方式，分散其注意力，另一方面快速、准确地完成操作，减少其疼痛感。当面对少年儿童这样的特殊患者，不仅要提醒家长做好配合，同时还要安慰鼓励，以及其他分散注意力的方式，尽快地顺利完成相应操作。

检查结束

需要患者配合所做的检查或拍片、抽血等，完成后语言提示患者。而像抽血，还需要患者拿医用棉按住抽血点及注意事项。提示患者将用过的医用棉、尿液杯等废弃物放到相应指定的位置（而不是顺手丢到附近的垃圾筒）。

还有取检查结果，什么时间、什么地点、怎么取，同样需要明确告知患者。比如，化验血常规后："请您半小时后到一楼大厅自助机打印化验结果"。（见图 4-2）

窗口服务注意事项

岗中不闲谈，不喧哗。工作时间内即使暂时没患者来办事，也不得玩游戏、聊天等与工作无关的事情，严格做到"慎独"。保持室内安静，专心工作。

不允许非本岗位人员进入工作场所。窗口岗位，挂号收费发药，涉及钱款、用药问题；而化验检验，更加事关敏感。所以非本岗位人员，都不应允许进入。

收费挂号岗位人员，不可将个人的钱款带进去。不少医院的收费岗位，发生错账的重要原因是收费人员的钱可以随便带进岗中，最后发生错账就不好解决了。

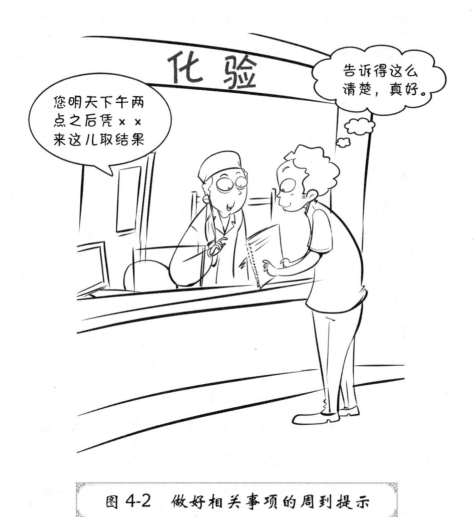

图 4-2　做好相关事项的周到提示

注意礼貌。包括微笑、问候"您好"。工作岗位上绝对不可以板着脸或明显带着腔调、情绪说话。个人情绪不能带到工作中。

注意仪态。坐着的，不可以抖腿，不应斜坐，上身不应向前趴伏，更不能坐在桌子上；站着服务时，不可以倚靠而站。

注意手势。有些岗位窗口的特殊性，不一定能做到双手递接或递接到患者手上，但不应该让人感觉有扔的现象。比如，钱款、卡证直接往患者面前"啪"地一扔，这样给患者的感觉就非常不礼貌，也不是一个专业的或大医院的医务人员应有的行为。

一项业务完成后，要做好工作承接，提醒患者下一步要做什么。

注意有同理心。不管是检查还是化验，医技人员都应同理心地为患者提供高效服务，不管是表情还是话语，都应该有所表达或流露。不可以只是做化验、检查的机器。

窗口不管哪个岗位，都难免会遇到患者的不满、抱怨。毕竟不是每位患者都能体谅医院各窗口岗位巨大的工作量。同时也可以换位思考，患者都是身体有问题才来医院，着急是他们的共性，希望早点挂号、早点治疗、早点康复。而当遇到长久的排队或各种原因不能及时做检查，还要继续忍受病痛，其心情可想而知。所以，我们窗口人员没必要、也不应该与之计较。就当没有听到，继续专业高效地服务好患者。

小提示大道理

　　窗口岗位办理业务坚持"先外后内"的原则。患者交费时，立即停止清点、扎把、接听电话等内部工作，不因内部工作让患者久等。如不能立刻为患者服务，应解释、致歉。

第五课

护士岗位礼仪

THE
FIFTH LESSON

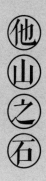

他山之石

据《南方日报》报道：钟南山院士在点评如今的医患关系时认为，现在大家大多把眼光集中在患者与医生身上，而忽略了护士在其中的作用，"护士每天有70%~80%的时间与患者接触，他们的态度直接影响了医患关系。"

钟南山表示，护士也要注重人文精神的培养，与患者和家属进行必要的、充分的沟通，"不是单纯为了态度好而态度好，这样只能'皮笑肉不笑'。"他认为，三分医疗七分护理，护理做得好，对患者的治疗能达到事半功倍的效果。

患者来医院是"看医生"，但却和护士打交道最多。护士工作中的"七声"，就是护士服务礼仪的直接体现。护士岗中怎样更好地提升服务魅力呢？

护士职业素养要求

来自腾讯新闻的消息：2017年9月24日，甘肃省妇幼保健院的护师马振荣和平常一样在科室值班。值班医生查房发现一名产妇有脐带脱垂状况。情况紧急！医生立即召集同事进行救治。马振荣甚至忘了自己还是身怀六甲的准妈妈，以短短10秒钟的时间从病房飞奔至电梯间，开启急诊手术专用梯，保证了从病房到手术室的一路畅通。从发现孩子脐带脱垂到送进手术室剖宫产，仅用了10分钟的时间，确保了母子平安。

马振荣说，在平常的工作中，她和她的同事也经常会遇到各种紧急情况，在危急时刻，每个人都会义无反顾地去救人。

马振荣以自己朴实的行动，诠释了"白衣天使"的神圣职责。（见图5-1）

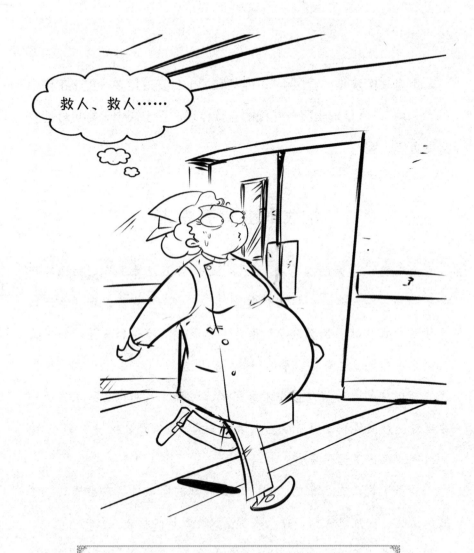

图 5-1　危急时刻忘我的职业精神

第五课
护士岗位礼仪

相对医生和窗口岗位来说，护士岗位同患者的接触时间最长，其举止言行对患者、对医院的社会形象影响都特别大。所以我还是要提一下，作为护士岗位应有的职业素养要求。

有良好政治素质。拥护党的路线、方针、政策，热爱祖国，有献身护理事业的决心，树立以患者健康为核心的整体护理服务观念。

有良好的医德医风，廉洁奉公。不做违反道德良心的不合法操作或不忠于职守的工作，以维护职业声誉。

除了专业知识，还应具有一定的人文科学知识，勇于钻研业务技术，善于总结经验、教训，不断提升业务水平。

爱护集体，不做有损集体荣誉的事。严格遵守工作操作流程和医院的规章制度，敬业爱岗、积极奉献。

严格要求自己。加强组织性纪律性，以大局为重，个人意愿服从工作需要。

关心患者疾苦，想患者所想，急患者所急。对患者有高度的责任心、同情心和仁爱心。

来自《京华时报》2012年的消息：湖南株洲市第二医院护士何遥所在的病室，收治了一名身高约1.8米的80岁高龄的患者。这名患者刚刚做完胃穿孔手术，情绪不稳定。

一天下午，何遥查房时发现这位患者竟扯掉输氧管，又开始扯胃管。她立即制止，不料患者将她踹翻在地。她跑到值班室打电话求救，然后又返回病房。情绪激动的患者抄起病床床栏把她打得满脸是血，倒在地上。

随后患者砸开病房纱窗，爬上窗台。何遥强忍剧痛，一边喊"快来人啊"，一边奔向窗台，抓住已悬空的老人的衣服。同事闻讯赶来，与何遥一道把患者拉了上来。

而何遥头部多处受伤，伤口最深的一处缝了4针。为拉拽患者，手上也是伤痕累累，多处软组织挫伤。

何遥说，救死扶伤是医护人员的神圣职责，不管身处什么环境、遇上何种对待，职业精神永远都不能丢。

具有健康的心理。开朗、稳定的情绪，宽容豁达的胸怀。工作作风严谨细致、主动、果断、敏捷、实事求是。

注意文明礼貌。用语规范，态度和蔼，稳重端庄，服装整洁，仪表大方。

和医院的各岗位进行良好配合与合作，相互尊重，友爱、团结、协作，工作中不存私人恩怨。

岗前准备与恭候礼仪

护士工作的服务性强、可操作性强，工作量大，而且繁杂细微。每天工作前，包括在岗位上恭候患者之前，都应做好相应的服务准备工作。

岗前准备

（1）明确工作职责、范围。清楚到底是干什么的，专业的护士就要干什么像干什么的样。自己是负责护理，还是分诊。负责护理，负责哪一片、哪些床位。

（2）工作器具是否齐备。备齐各种治疗物品、药品，并做好分类存放，保证无过期失效，上岗前清点，认真交接班。负责治疗工作的护士，上岗操作前着装整齐、洗手、修剪指甲、操作时戴口罩。

（3）工作内容的准备。所负责患者基本信息，病症内容的医学了解；分诊护士应了解自己工作范围内科室的基本情况；医生的基本情况了解（所属科室、坐诊时间、职称等）；各科室的位置。

（4）工作环境的管理。不管是办公室、咨询台、护士站的环境，还是桌面清洁，都应提前做好。办公物品分类摆放；整齐规范；方便查找。除水杯之外的其他私人物品不放到桌面上。

（5）情绪管控。上岗时确保有良好心态，不把个人的不良情绪带到工作中。工作中保持从容、理性、乐观的心态。

（6）形象自检。检查自己的护士服是否干净、整洁，妆容是否得体。端正地戴好身份牌。

岗中恭候

无论在门诊部还是住院部，但凡属于在岗位上迎候患者并提供服务的，都应提前做好恭候。

身前没有障碍物时的站姿恭候：面带微笑朝向接待区，表示"随时为您服务"。没拿物品时，双手叠放在身体前面。女士可以双脚一前一后站成"丁"字步，脚尖也可以向外展开的度数小一点，形成优美的小"丁"字步。男士站成"V"字步或两脚稍分开站立。

长时间站立或身前有工作桌、台挡身，可以采用柜台接待站姿恭候，即：适当放松，一条腿向外侧稍稍伸出一点，分开一点双脚。双手指尖朝前，轻轻扶在身前工作台边上。两膝尽量伸直，不弯曲。肩、臂自然放松，挺直脊背。咨询台、护士站的护士都可以用这种恭候站姿。

岗中恭候时，不可以玩手机、聊天、或东张西望。

当患者走向自己，距离在两米左右，且目光注视自己这个方位时，就应将恭候转为接待了。

护士接待礼仪

护士的服务接待做到：主动、耐心、理性、礼貌。在医院不同位置下的服务，注意事项和细节要求也有所不同。

接待门诊患者

当患者或家属进入接待区时，面含微笑，行15°鞠躬礼致意，鞠躬时微笑注视对方，同时问候："您好/上午好/下午好/晚上好，我是门诊导诊护士。请问有什么可以帮您的吗？"

这时候，全神贯注地注视着患者或家属。而如果一边做其他事，一边这样说，则显得很敷衍、很程式化，没有任何情感可言。

导诊岗位护士，仔细听取患者主诉，不用诱导性语言，根据症状做好指导性导诊服务。

发热患者来医院就诊，需测试体温时向患者解释："需要测量一下您的体温。这是体温表，您夹到腋下好吗（患者自己行动不便的，则由护士协助完成）？ 5分钟后我会帮您取出。"

发热、腹痛患者，需做血生化检查时，应向患者解释："您现在需要抽血化验检查。这是化验单，请先到收费处交费，再到化验室验血。"

"您找的地方在××处，在×边，您慢走""您好！看病要先挂号。请您先到挂号处挂号""根据您的情况，要×科医生诊治。×科诊室就在××"。同时做出指示方向的手势。如果患者要去的位置不好找，而条件又允许，最好把患者引领到所在位置后再返回导诊岗位。但导诊不能空岗，当只有一位导诊时，给患者指引即可。

对老、弱、病、残及重症患者尽量予以多一点照顾，尽快安排就诊。

患者引领礼仪

引领时先跟患者或咨询者说清楚要去哪里再开始引领。条件允许时尽量走在患者左方。在走廊里，应走在患者或家属的左前方约两步远的位置。引领过程中不要一言不发，而应做好语言关照，特别是走到特殊环境的地方，如转弯、上楼梯，以手示意并礼貌地说"这边请"。出于安全和礼遇，上楼梯时请患者或咨询者在先，下楼

梯时自己在先，有扶手的一侧尽量让给患者或家属。（见图5-2）

乘电梯，有专门的电梯员，要请患者或家属先进先出；没有专门的电梯员，则自己先进去控制电梯，再请患者或家属进入。到达目的楼层时请其先出。到达目的地时提醒"这里就是×××（所要去的地方名称）"。是办公区，则先敲门，得到允许后再进入。外开门，应该请对方先进入；内开门，自己先进去，并拉住门，再请其进门。最好是反手开关门，确保始终面向患者或家属。

对老、弱、残、重症等行动不便的患者，在征得同意的情况下，提供搀扶、推送陪诊等服务。搀扶中，注意把握和患者一致的走路速度。

患者在各种诊治护理操作过程中，护士应结合具体病情与患者交流。告诉患者：为什么要做这项检查、检查治疗的部位、什么时间做、在哪儿做检查治疗、检查治疗的步骤，有什么注意事项等。

首问责任

这是"患者至上"理念的生动体现。护士对患者的服务分工不分家，做到有求必应、有问必答，百问不烦恼、百答不厌，态度和蔼，不推诿，不能说"不知道""不清楚""不归我管"等生硬的话。

当患者或家属询问护士时，属于本人职责范围内的，立即尽可能答复，对其要求给以妥善解决；不能回答和解决时，一定要耐心、清晰地解释清楚，并及时引荐所属护理组或主管医生，或帮助联系

图 5-2 引领中注意语言关照

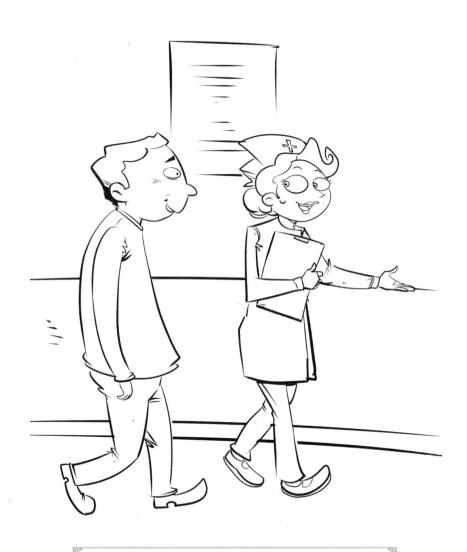

图 5-2　引领中注意语言关照

可以解决事宜的直接部门。必须做到环环相扣、手手相接、无缝衔接，不推诿。不是自己亲自解决的，事后最好询问患者问题解决的情况，直到患者满意。

茶水服务礼仪

条件允许时，可以给等候治疗的患者递上一杯水。

递水时，一次性水杯不宜接的太满，太满容易洒出来，而且患者也不方便拿，特别是接开水时。另外，手不可以扶握杯口。

有时除给患者提供茶水服务，护士也应该给坐诊的老专家提供这样的贴心服务。如果是泡茶，不可以用手抓茶叶，水倒至茶杯约2/3 就行了，且应该放在专家方便拿取的位置（最好是离患者远的一侧），杯的把儿转到专家方便手拿的方向，同时礼貌的用语言提醒。

礼迎住院患者

见到入院患者时，起立面对患者，微笑相迎，一边安排患者落座，一边亲切地自我介绍："您好！我是值班护士，请您把病历交给我，今后您有什么事就请您找我或其他护士，我们都会尽心为您去办。"有其他护士在场，她们也都应抬起头来，面向患者，亲切微笑致意。

介绍患者的责任护士及管床医生："这位是 ××，今后就是您的责任护士了，等会儿她会详细地为您介绍入院后应注意的有关情况。"

送患者到床旁，详细介绍室内设施的使用方法，用礼貌的语气说明各项规章制度，如"为了您和他人的健康，请不要吸烟"。

接待急诊患者

接待急诊患者，注意沉着、迅速、果断，处处体现出训练有素的应急能力。

重症患者或轮椅、平车推入的患者，护士立即上前迎接、果断采取措施。"能告诉我哪里不舒服吗？""需要测量您的血压，我帮您把上衣袖脱下测量好吗？"

面对意识不清的患者，迅速而镇静地将患者推入抢救室，尽快向家属询问有关情况并登记建档，抢救患者的同时，做好家属的解释安慰工作："您请坐，别着急，我们会尽力抢救患者的，请您放心！""请您讲述一下患者发病情况好吗？""医生正在实施抢救，麻烦家属到外面等候。"

外伤、骨折患者来就诊，迅速协助医生为患者止血或固定伤肢，同时为患者做好解释安慰工作："请您安静，您的急躁和躁动只会加重您的病情，我们会尽快为您做处理的！""医生立即为您做手术，我先为您做皮肤准备好吗？"在患者能接受的情况下，在做皮肤准备的同时为患者讲述术前、术后的配合、注意事项并及时签好相关知情同意书。

不同患者沟通礼仪

不管什么样的患者，护士服务都应是"有时去治愈、常常去帮助、总是去安慰"。

与儿童患者沟通礼仪

爱自己的孩子是人，爱别人的孩子是"神"。与患儿相处，先要传达爱意，有亲切感。所以务必要注意给患儿的第一印象：微笑的表情，亲切和关爱的话语、温柔体贴的肢体动作。微笑对来到医院紧张、不知所措的儿童来说是最喜欢的面部表情。

称呼姓名可以有效于消除紧张感，同时也让患儿家长感受到护士对他们孩子特别的关爱。

患儿说病情时，护士务必表现出认真听的样子，再加上适当的语言鼓励，如"说的真清楚""你真勇敢"等。可以通过讲故事、询问学习，以及用动画片中的角色名称、语言与之交流，帮助尽快消除陌生感和恐惧感，增强患儿对护士的信任。对不会说话的婴幼儿则可以用触摸的方式，触摸是一种无声的语言，是有效的沟通方式。

对于初次打针输液，或对打针输液害怕的儿童，需要提前和家长做好沟通、配合。护理操作中，可以用一边操作一边和家长沟通、进行卫生健康宣教的方式，以便很好地达到分散患儿的注意力，顺利打针输液的目的。

家长往往都有药到病除的心理，护士应解释病症发生、发展、转归的过程，以及打针、输液或用药过程中的正常反应现象，当家长对孩子病情有更好的了解后，就能合理调整期望值，避免护理过程中出现的正常反应或状况，因不理解而误解甚至愤怒。

与青年患者沟通礼仪

青年患者往往对自己患病这一事实感到震惊，经常不相信医生的诊断，否认得病，直到真正感到不舒服和体力虚弱时才会逐渐默认。他们一旦承认有病，主观感觉异常敏感，而且富有好奇心，经常询问：为什么打这个针？为什么吃这个药？疗程需多长？有无后遗症等。担心疾病耽误学习、工作，对自己恋爱、婚姻、生活和前途会不会有不利影响。

青年患者的情绪常常不稳定，容易从一个极端走向另一个极端，对待疾病也是这样。病情稍有好转就盲目乐观，往往不再认真执行医疗护理计划、不按时吃药。病程较长或有后遗症的青年患者，又容易自暴自弃、悲观失望，情感变得异常抑郁而捉摸不定。

另外，青年人一般较重视自我评价，自尊心强，任何消极刺激对他们都会是一种伤害。所以应注意调动他们的积极性，尊重他们的个性，及时给予恰当鼓励，对克服困难和与疾病做斗争都能起到良好作用。

与中年患者沟通礼仪

中年人既是家庭支柱，又是社会中坚力量。当他们受到疾病折磨时，心理活动尤为沉重和复杂，担心家庭经济生活，牵挂老人的赡养和子女的教育，又惦念自身工作、事业等。他们经常是小毛病先忍，迫不得已才住院，对治疗的配合往往也被动。

与中年患者沟通时，注意劝导他们接纳疾病并认真对待，"留得青山在，不怕没柴烧"。同时让他们认识到，治疗疾病是非常严谨的，用药的时间间隔、动态的病情观察和治疗的连续性，是疾病治愈的前提。同时应反复与其分析治疗的特点，使患者主动参与到治疗护理中来，以期尽快康复。

与老年患者沟通礼仪

老年人尽管承认衰老是不可抗拒的自然规律，但又都希望自己尽量健康长寿。他们自己不服老，也不希望别人说自己老。老年人一般都有慢性或老年疾病，所以，当某种疾病较重而就医时，往往十分悲观，产生无价值感和孤独感。有的老年患者情感变得像小孩一样，为不顺心的小事而哭泣、为某事处理不周而闹心。他们突出的要求是被重视、被尊敬。

另外，与老年患者沟通时称呼很重要，要有尊敬之意。谈话要不怕麻烦，常谈谈他们的往事；与他们说话时要专心，回答问题语速要慢，声音稍大些。

老年患者中，现在有一个特殊群体——"空巢老人"。其特点是缺乏家人陪护和亲情关怀，显得失落、抑郁。护士在力所能及的情况下，可以多陪"空巢"老人说说话，多一点鼓励、安慰，做点倒水、送饭等的帮助。这些在护士看来或许是不起眼的小举动，却能

让老人感受到家人般的温暖，无疑更有利于患者的治疗、康复，提高患者对医院的满意度。（见图 5-3）

与易激动患者沟通礼仪

这样的患者，稍有不满就会发脾气，甚至愤怒地指责他人，有时会无端仇视周围人，出现一些过激行为，如拒绝治疗护理、大声喊叫、拔掉输液管或破坏治疗护理仪器，或不断地指使护士立刻为他提供各种检查及护理。

很多护士对这种患者可能失去耐心并尽量回避，甚至被患者激怒，使护患关系变僵。

正确做法是积极面对，因为服务患者就是护士的本职工作，这正体现护士的专业之所在。

往往是患者知道了自己疾病的严重性，以愤怒来发泄害怕、焦虑。这种情况下，应视患者行为是一种适应反应，而不是对患者采取攻击性或指责性的行为，尽量让患者表达和发泄自己的焦虑及其他情绪。倾听、了解患者的感受，对患者遇到的困难及问题及时做出理解性的表示，满足患者的需要，缓解患者的愤怒情绪，使患者的身心恢复平衡，然后投其所好并适机建议配合治疗，让其了解到医护人员会尽最大能力给予治疗。

也有可能是患者缺乏他人照顾、看望，或者因住院耽误了一些重要事情而烦躁，甚至是将疾病归咎于他人的原因。这几个原因，都可以观察出来。发现原因后，既要安慰、劝说，也要鼓励积极配

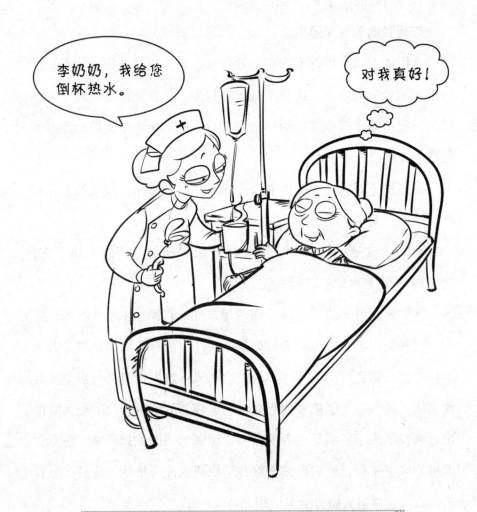

图 5-3　让患者感受到关爱温暖

合治疗，早日康复出院。

与沮丧患者沟通礼仪

当患者经历长期的病痛折磨，多方求医而疗效不佳甚至越来越糟；丧失了工作能力；在经济、生活等方面遇到困难时；不能得到家庭、单位的接纳时，都容易沮丧。沮丧的患者情绪低落，常表现为悲观、失望、冷漠、孤独，到处诉说痛苦，为小事而伤心哭泣。

对这类患者，当他们出现沮丧情绪时，如当患者哭泣时，应让他发泄而不要急着阻止。哭泣有时是一种对健康有益的反应，最好能与他在僻静的地方待一会儿（除非他愿意独自待着），可以轻轻地安抚，片刻后给一张纸巾、一杯温水。在哭泣停止后，倾听并鼓励患者说出沮丧或流泪的原因。平时工作中，可以适当多与这样的患者交流说话，鼓励他只要积极配合治疗，就会好起来。使他感受到关爱，重新燃起生的希望，心情"阳光"起来。

与孕产妇沟通礼仪

据人民网报道：安徽宿州矿建总院妇产科 2017 年 11 月 2 日迎来一位聋哑产妇。因夫妻二人都是聋哑人，而医护人员又不懂哑语。于是医护人员先后写下 30 张小纸条指导鼓励产妇，最后聋哑产妇顺利产子。只要耐心、细心、爱心、同理心，都能有好的方法做好沟通、帮助孕产妇顺利生产。

分娩对妇女来说是一生中的大事。虽说不少孕妇、产妇或多或少学习了一些相关知识，但毕竟缺乏系统的理论及实践过程。所以难免有担心、害怕、焦躁、不安。

无论是待产室、产房，还是在病房，护士都应表现出对孕产妇的极大关爱，注意多沟通、多鼓励，突出孕产妇的"中心"地位。

病房里。表达出对孕产妇的关心，检查情况随时向孕产妇反馈。比如，"请问您现在有什么不舒服吗？腹痛吗？我先为您听听胎心""现在您的宫缩已规律，宫口开大×指，需要到待产室继续观察，我用推车送您过去，好吗？"征得同意后，小心翼翼地将产妇送到待产室，此时可请家属协助，并告诉家属该做的一些事项。

待产室。为产妇安装所需仪器时应主动告知并沟通。"我现在将胎心监测仪为您装上""目前胎心心率正常，胎位也正常，您可以抓紧时间闭上眼睛休息，养精蓄锐，留着力气"。如果助产师或接生医师还有其他产妇也需要照顾，离开时应告知正在服务的产妇，不要让产妇孤独、害怕。"我看看另外一位产妇，马上就过来。"

产房。接生过程中要随时与产妇保持沟通、说话，告知产程情况。比如，"正常的宫缩节律是……您现在宫缩非常正常""生孩子对女性来说是一次人生经历，我们会和您共渡难关"。护士可握住产妇的手，抚摸腹部，为其擦去汗水。

另外，准爸爸陪护时，做好情绪安抚的同时，最好给准爸爸布置任务，如让其给产妇倒水、喂吃巧克力、和产妇一起调节呼吸帮助减轻阵痛等。避免准爸爸无所事事地待产时，出现紧张行为或话语而加重产妇的焦躁情绪，不利于生产。

产后。喜得贵子的祝福，自然是我们医护人员应该有的祝贺。"祝贺您做妈妈了，宝宝很健康、很漂亮，真为您高兴！"然后将新生儿擦洗干净，待产妇的胎盘娩出，如果有侧切口，缝合处理完毕后，将新生儿抱到产妇身旁，促进亲情建立。

另外，护士还要注意：

（1）一定要有同理心。护士对生孩子见得多了，但孕产妇她却是平生第一回。所以对处于剧烈疼痛中的产妇，绝对不可以有毫无同情的言行举止，甚至眉飞色舞地聊其他事。

（2）接生过程中冷静理性。不可以发现一点征兆、苗头甚至猜测就随口说出、大呼小叫，引发产妇不必要的疑虑，加重其精神负担。

（3）接生完应及时向家属报喜报平安。将产妇送回病房后，做好照顾婴儿和产妇注意事项的告知。比如，饮食、清洁，婴儿胎便等。还应在合适的时间教导产妇喂奶方法，抱婴儿姿势、更换尿片、清理排便的方法。

护士场景服务礼仪

护士在不同场景中，面对的是不同情况的患者，服务礼仪细节会有所不同。护士应该区别对待，提升工作效率和患者满意度。

查房礼仪

查房是护士的工作，但配合查房并非患者义务，查房前应征得患者同意，把来者介绍给患者，并感谢患者对护理工作的支持和配合。

查房过程中，参与者应全神贯注，不坐或倚靠病床、不随便翻动患者物品、不做无关的动作、不干扰谈话者、不随意打断他人说话（尤其在听患者谈话时）。对查房讨论内容即时记录，做好查房记录。

查房时注意避免查体时间过长，让患者疲劳；尽可能少暴露患者，防止着凉；在多人病房查房，注意保护患者的隐私，必要时用屏风或隔帘遮挡；不交头接耳私下议论；患者如果有口音、方言或语言表达障碍、生理异常时，都不可以嘲笑或做出让患者误会的表情、举止。

对于卧床患者，查房时可以再叮嘱他们定时翻身，保持皮肤清洁卫生，预防压疮，以及饮食方面应注意的问题。对于其他有特别注意事项的住院患者，也同样口头上再各叮嘱几句。这实际上是体现对患者的关爱。

晨间护理礼仪

晨间护理动作轻巧、语言亲切、保持微笑，注意尊重患者的意愿。到病房门前轻声推门进入并询问："您早！天快亮了，我能给您开灯吗？""我把窗帘拉开好吗？（待患者同意后再做）""昨晚您睡得好吗？我帮您洗漱吧？""我给您整理一下床好吗？"边整理边与患者交谈，如，"您今天精神不错，能下床活动一下吗？您还有什么事需要我帮忙？"整理床位后，如果是可开窗通风的患者，可以为其开窗并说："外面空气很新鲜，能给您开窗通风吗？（患者同意后开窗通风，如果是冬季 10~15 分钟后关好窗户）。"晨间护理完毕说声："谢谢您的合作！""您休息吧，我会定时来看您的。"

测血压礼仪

携带血压仪到患者床前。俯身轻问患者："王阿姨，现在到了测血压时间。我给您测一下血压，好吗？"待患者同意后，"我帮您把衣袖脱一下（宽松的衣袖可以直接上挽），扶您躺平好吗？这样会测量准确。"测血压的同时询问："您平时血压高吗？今天血压测量是×××，比原来低点。您平时起床不要太猛了，以免头晕。要是感觉不舒服，您按呼叫器告诉我们，我也会经常来看您的。谢谢您的配合！"帮患者盖好被子，交代好后离开并轻声关好病房的门。

输液注射礼仪

微笑点头致意并问候"您好"。严格执行无菌操作规范和"三查七对"（"三查"：摆药后查，服药、注射；处置前查，服药、注射；处置后查。"七对"：对床号、姓名、药名、剂量、浓度、时间、用法）。查看药品有效期、澄明度、配伍禁忌，做到准确无误、防止差错。

需要患者配合的，语气亲和地明确告知。比如伸哪支胳膊，做什么样的动作；注射的话，注射什么部位，是否要脱衣服等。患者做好配合后，护士应该表达谢意。注射时，为患者做好适当的隐私保护工作。患者紧张时，可以用聊天或让患者做其他动作配合等方式来缓解。

输液或注射可能有什么反应，或者多久时间内需要禁忌某些食物，也应同时告知患者。输液前应先提示患者是否需要去洗手间排便，做好准备事宜。操作时一定严格依规操作，做好必要的消毒工作。

发药礼仪

推车到病房门口，用手轻开门进入，再随手轻关门，来到患者床前，微笑、轻声询问："您是××床××吗？服药的时间到了。您的壶里有水吗？来，我帮您倒点热水。"

按处方向患者告知药的具体用法，交代清楚、详细、准确。"今天医生给您开药了，这药是治疗××的，能有效缓解××症状。每天×次，1次吃×片。药如果有改动，我会及时告诉您的。"

当和患者几次接触之后，就不应再以询问的语气确认姓名，而是直接说出床号和姓名。

患者如果有疑问，则耐心解答；自己不知道的，询问后再告知患者，而不是一推了之。

送迎患者手术

可以想象，当患者躺在手术室接诊的平车上，心情必然错综复杂。而病房护士几句祝福的话，如"祝您平安归来""祝您一切顺利""祝您手术成功，我们在外面等您"，患者自然会平添几分温暖、几分信心。

手术完成后，手术室护士及麻醉师将患者护送回病房。病房护士主动迎上前协助搬动患者，带着微笑的表情告知患者手术顺利，非常成功，各项生命体征正常。以便让患者如释重负，随即向患者及家属详细交代术后注意事项。

手术室

陕西咸阳一位七旬老人在检查中突发脑病意识丧失，经过 13 名医护人员 6 小时的奋力抢救，终于把老人从死亡线上"拉"了回来。老人苏醒后，第一时间看着床旁的护士，用手指在嘴边挨了挨，护士询问是否不适，老人摇摇头，指了指护士手中的护理记录单，看了看笔。护士递上纸笔，老人用颤颤巍巍的手写下"护士没吃饭"5个字，让医护人员瞬间"泪奔"。和谐融洽的医患关系，需要互相理解、共同努力。

手术无论大小对患者而言都是人生的遭遇，恐惧和焦虑是术前普遍的心理状态，躺在手术台上肯定会有清冷、无奈和无助感。除了做好必要的核对，护士可以根据患者年龄和性别与患者谈论一些轻松话题，来缓解患者的紧张情绪。切忌让患者"赤身裸体"躺在手术台上，这是对患者极大的不尊重。医护人员在谈话中不要议论和手术无关的话题，更不可以拿患者的身体（胖瘦或生理缺陷）开玩笑，哪怕一个异样的眼神都不应该流露出来。

手术前，认真倾听、耐心回答患者提问，多给患者一个轻松的微笑，态度诚恳地向患者介绍有关手术的情况。

手术中不谈论和手术无关的事，不高声说话，保持肃静的手术环境。避免说加重患者心理负担的话，如"真没想到"或"糟了"等，也应避免露出无可奈何或惊讶的神情。

手术后，和患者沟通主要是术后的健康促进和健康维护，如注意事项（翻身、咳嗽、生活护理和活动、休息等）。对患者的不适，如疼痛、活动受限和心理反应等，护士应充分理解，同时帮助缓解疼痛，减轻抑郁反应，协助其争取早日恢复健康。

对患者的关爱礼仪

一位护士在博客里写道：有一次病房里住着一位老人，脾气非常暴躁，每天给他输液送药都大发脾气。对这些她没有丝毫抱怨，更没有不理不睬，而是主动嘘寒问暖，常去病房和老人拉家常，津津有味地听他讲陈年往事。每当看到老人久久沉浸在回忆中时，她感到自己的心和老人更贴近，老人也开始配合输液服药了。出院时，老人紧紧拉着护士的手说："姑娘，你真好，我很想感谢你，想报答你，我下辈子都会记得你对我的好。我这辈子没能力，下辈子还你……"

护士的关爱，能换来患者这样深情地告白，无疑是最高的褒奖。

南丁格尔说："作为护士就应有一颗同情心和一双愿意工作的

手。"这句话道出了人文护理的内涵，即在护理工作中要以人为本，注意表现出关爱患者。

医疗处理时。为患者处置前先有称呼，这是礼貌，也是一个必要的程序。当患者表现紧张，应用和蔼的语气安慰鼓励患者："请您做好准备，不要紧张，一会儿就好了。"当医疗处置一次没成功应致歉说："实在抱歉，还需要再做一次。"医疗处理结束时，主动表达感谢"谢谢您的配合。"

对打针有恐惧心理的患者，通过语言沟通表达关爱，指导其放松，告知会尽力减轻疼痛感，并以交谈聊天的方式转移其注意力。护士操作要稳、准、快，在其感觉打针疼时已经操作完毕。对于大多数患者都怕的皮试，护士可以微笑、和蔼地说："皮试可能会稍痛一点，不过注射药量很小，一会儿就没事。"同样以转移其注意力的方式尽快进行。

患者输液期间的几小时都不方便去洗手间，所以输液前应主动提醒："现在要给您输液了，您要不要先去一下洗手间？"

对于输液或住院缺人看护的患者，巡视时可以主动询问，有什么需要帮忙的。比如，订餐、接水，甚至帮忙盖好被子，都可以让患者的心灵倍感温暖。

新入院的患者，会因陌生而感到孤单、焦虑。在病区护士站办理手续后，接诊护士尽快把患者引入病房，而不是在护士站询问病史、测血压、查体等。引导患者进入病房的过程中，可以主动帮助患者拎包、提取重物。到了病房向患者介绍病友，以及病房的设施。

同时，责任护士第一时间看望患者，做好自我介绍以及入院当天相关的检查治疗、安排患者衣食住行、通知主治医生到场。使患者感到医护人员的专业、高效以及体贴温馨。

对治疗或手术担心的患者，责任护士可以从医疗专业角度进行解释，多一点鼓励和安慰，让患者和家属尽可能放松、放心。特别是有消极情绪，情绪不稳定的患者，则应多留意，适当多开导、多安慰，以让其更加积极地面对治疗、尽早康复。

鉴于护士有一定专业性，及与患者接触的时间长，来自护士的鼓励往往比家属、医生的作用更好。比如，针对手术后的康复性治疗，患者及家属往往顾虑重重。而护士的悉心指导、积极鼓励，不仅是关爱，更能达到医疗预期效果。

患者出院前，做好有关出院和卫生健康指导，并祝早日康复，忌说"再见""常来啊""一路走好"等。

和患者沟通，语气和语言都应考虑患者感受，避免出现不耐烦、生硬的话。即使拒绝也应有温度，不要"冷冰冰"。比如，护士正忙，患者焦急等着护士帮忙做一件在护士看来并不是很急切的事。相对来说，护士手中的工作更重要紧急，护士看来患者的事可以稍等一下；但患者不一定这么认为，他可能认为自己的事很重要、很着急，护士手头的事可以稍后。患者如果被直接拒绝，或许会认为护士很冷漠、无视自己的请求。护士如果用关爱的语气，温和地商量着说："请您稍等一下。我处理完马上为您做，您看行吗？"而如果生硬地说："叫什么叫，没看我在忙吗？"就显得冰冷无情。特别是输液室的护士往往特别忙，四处求助声，护士更需要耐心、理性，有条不紊地处理。

护士电话礼仪

我们知道，护士岗位的特殊性，决定了护士和患者、患者家属打交道最多。而且其电话形象，也与患者、患者家属当面看到的举止言行同样重要。

护士手机礼仪

现在，很多人都患上了手机综合征：手里不拿手机就不习惯，不看一眼手机就觉得不踏实，很多医护人员也是如此。

和其他群体不同的是，医护人员的工作性质决定了必须更要注意手机礼仪。工作中，如查房、医疗处理时，带着手机无疑是对工作的极大干扰。工作时间杜绝玩手机。

接打手机时，注意控制音量。调低手机铃声，包括彩铃，在医院这样的工作场所，护士必须做到尊重患者。

护士座机礼仪

工作时间内，私人电话应三言两语解决，尊重患者、尊重职业，同时更是尊重自己。

接咨询电话、患者来电，有必要一边听一边做记录。遇到听不清的地方，及时确认。医疗工作，容不得马虎。

工作中不论多忙，都不能用拔下电话线的方式不接电话，也不应接电话时以忙为借口敷衍了事。

接直拨电话，先自报家门，用"您好＋医院名称简称"，如说"您好，××医院"。分机电话则用"您好＋部门名称"，如"您好，住院部"。

接听座机电话，尽可能在铃响三声之内接起。但午间、夜间电话铃声响起应尽快接听，以免影响患者休息。接电话的音量以能使对方听清即可，音量太大是对患者和同事的打扰。

对于找人的电话。尽快走到要找者面前轻声、清楚地告诉："有您的电话。"隔一会儿仍没来接，应再催一催，不能让打电话者一直在等。而对方找的人正好不在，客气地告诉对方并询问是否需要帮助或转达。而要找的医生或护士正在给患者治疗或护理时，在问过对方的姓名后，可以请对方稍后再打过来。

对于咨询电话，由于每个人的表达能力不一样，而且同一种病症在不同人身上的症状也不尽相同，不同病症也可能是类似症状。所以电话中的解答应适可而止，避免胡乱猜测或主观臆断而误导患者。应该建议患者尽快来医院请医生确诊，以免耽误病情。

护士站接电话，应该做好电话内容的记录，特别是关于症状、药名、剂量、服用方法或者需要做检查的项目名称、患者姓名、床号等内容。记录时要规范和清楚，以保证即使繁忙，也不会出现"张冠李戴"等差错，从而提高服务效率。

在医院里，呼叫器可以说是一种特殊的"专线电话"。护士必须提前向患者介绍使用时机、方法。听到呼叫，用最快速度到达相应床位。可接听的呼叫器响起时立即接听，态度文明、语言礼貌，不能说"你等会儿""我一会儿就来"，而要让患者有安全感"好的，我马上就来"，随后立即到患者处。同时，呼叫器不是分身器，护士还是得经常亲自巡视，第一时间了解情况、排除意外。

与医生交往沟通礼仪

10多年的礼仪培训中，我发现有些医院有很奇特的现象，就是有些护士"特别牛"：医生下达医嘱，护士不及时执行！

其中的原因，有的是医生比护士年轻，护士不服气；有的是护士对医生个人有成见……

工作中不应夹杂私人成见，而且每个角色都有明确的职责定位，执行医嘱是护士的本分，不可本末倒置。即使心情不好，也绝不能因此影响工作，何况自己的身份是人命关天的"白衣天使"！这已经不是个人的素质问题了。

这样的不良行为，耽误的是患者，受害的是整个医院的形象。现实中太多因为护士马虎对待医嘱而出事，甚至因此承担法律责任的例子。

常说，三分治疗，七分护理。说明医生与护士的关系是紧密合作、相辅相成的。医生没有护士，医嘱执行不了；护士没有医生，不知道该从何着手。

与医生的互补合作

医生侧重于对疾病的诊断和治疗，而护士侧重于对身心护理问题的诊断和处理，一切都是为了患者。

在患者眼里，医生对疾病的治疗至关重要，很在意主治医生的医术、医德。而护士处于患者与医生之间，所以不能做任何有损患者对医生信任的事。如果患者或家属对医生工作有误解而向护士反映，护士一方面耐心倾听，以同理心做好患者或家属的安抚。另一方面，尽可能将医生的做法按照对病情有利的方面解释。向患者介绍，医生是根据病情需要或某种原因，采取这种做法的，做好医生的补台工作。同时迅速和医生取得沟通，让医生对患者或家属做进一步的解释工作，消除疑虑。不可以在患者面前评判医生的行为，造成误解加深，激化患者对医生的不满甚至由此产生医患矛盾。

即使医生在开医嘱或工作中有失误，护士也不应该背后私下议论医生的过错、评头论足，甚至讽刺、讥笑。"目中有人才有路"，才能跟医生和谐地同行一路、处处祥和。

医生的口头医嘱或临时医嘱，护士即使再忙也要听后向医生复述一遍，以便确认无误，绝对不可以"我以为""肯定是那样"。同时，这样也可以最大限度地避免口头语言的不严谨，帮医生避免不必要的失误。医生开出的医嘱，应在医嘱提示本上登记后，交给主班护士。认真审阅查对，严格按医嘱准确执行，不得擅自更改。执行后观察疗效与不良反应并记录，及时反馈给医生。

维护医生权威

护士既要遵从医嘱完成治疗和护理任务，又不能过于盲目地依赖医生。同时鉴于医生的专业特点，注意维护医生的权威和自尊，共同对患者负责。

临床中对医嘱有疑问时，如使用药物遇到的配伍禁忌问题；药物的浓度、用法、剂量写错的问题；没有经过过敏试验直接开医嘱应用的问题；患者病情已变化，原医嘱没有改动等。护士向医生了解、询问，应在没有其他人至少没有患者或家属的情况下，以询问的方式来交谈，如"李医生，这个药物的应用是这种剂量、用法吗？""王医生，您开的这一条医嘱，我这样理解对吗？"切忌把主观看法、埋怨、责怪甚至挖苦的情绪渗入话语中，如"怎么开的医嘱，让我们怎么执行？"（见图5-4）

当出现医生配合护士工作失误，如应该集中时间开的医嘱却是分散开的；医生对病房管理制度不熟悉，经常把为患者体检、治疗的物品、器械用后不放回原处等，造成工作环境杂乱，或影响抢救患者时物品的使用。这时就应及时和医生个别交谈，如"赵医生，您可能刚刚来到咱们病房，不太熟悉这里的情况，您刚刚落在××处的××物品、器械，我已经放回××处了，请您下一次别忘了，

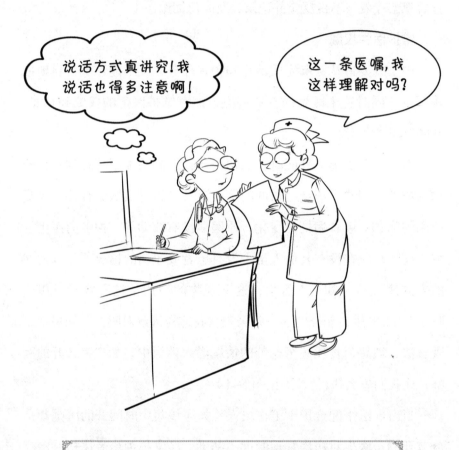

图 5-4　护士应注意维护医生的形象

用完放回原处"。这样善解人意的方式、礼貌地与医生沟通，医生自然很乐意配合你的工作，共同遵守规章制度。

相互尊重理解

新收一位患者，责任护士小高催孙医生快点出医嘱。孙医生不满地说，催什么催，没看到我正在开医嘱吗？小高有些不满，转身去做别的事了。医嘱出来后，患者急需查血。小高刚好在给患者吸痰。孙医生不高兴地说，刚才还催我呢，现在自己又慢吞吞的。小高有些生气，和孙医生吵了起来。

护士、医生之间，最能明白对方岗位的难处，所以工作中多一点相互理解，杜绝矛盾。比如，医生开处方尽可能一次开完，避免一次次开，导致护士一趟趟跑腿去药房拿药。护士在医生夜班休息时，如果不是很特殊情况，尽可能不要叫医生起来处理。

对人尊重与平等，这是与人相处最基本的态度。

大家都是为患者服务，所以工作中必须摒弃私人情感，不要戴有色眼镜看人，相互理解、相互尊重，而不是互怼。

向医生报告病情

护士发现患者的病情或症状有变化时，应第一时间告知医生。进医生办公室先敲门，即使门是开着的。报告时说清楚哪位患者、具体情况，如"刘医生，您好，××床××患者的病情有变化，血压下降，您看怎么处置"。如果此时医生正在书写病历文件或讨论病例、查阅资料，需要安静的办公环境，切忌在门口大声叫喊。而是快速轻稳地走到医生面前，轻声说"××医生，对不起，打扰您一下，××患者现在病情又有变化，您看一下吧"。

当医生正与他人交谈时，也不应随意打断，可在双方交谈间歇时礼貌地插话，向谈话双方道歉："对不起，打扰你们了。××医生，××床××患者的病情突然有变化。"

向医生报告病情要如实汇报，不加个人观点、不批评他人的看法。同时根据病情，准备好必要的药品、器材，做好相应的准备工作。

当医生在病房里和患者家属交谈时，汇报病情应注意无负面影响，如所报告的病情与原来诊断有出入，更要谨慎，将医生请出室外再详细说明。

护士交接班礼仪

患者的治疗工作是连续性的，但护士的工作却有换班的情况。怎样最大限度地保证护士工作的连续性，避免因换班而造成的纰漏呢？

交接班注意事项

交接班务必严谨、认真、仔细，做到交的清、接的明，而不只是口头交接。

交班前护士长应检查医嘱执行情况和危重患者记录，重点巡视危重患者和新患者，并安排护理工作。

值班人员必须在交班前完成本班的各项工作，做好各项记录，处理好用过的物品，为下一班做好用物准备。遇特殊原因未按时完成，委婉地向接班者讲清楚，以求得体谅并致谢。接班者也应对交班者完成的本班工作表达谢意。

接班者提前 15 分钟到科室阅读分管患者的护理记录，了解患者情况，交接物品，未交接清楚前不得离开岗位。

病房交接，必须认真详细，对患者必须逐个进行床旁交接。例如，发现病情、治疗、器材物品等交代不清时立即查问，接班时发现的问题由交班者负责，接班后发现的问题应由接班者负责。同时接班者应有宽容大度精神，对于上一班疏漏的工作在告知对方的情况下，及时补救，充分体现互相帮助、友好协作的团队精神。

晨间交接班时，由夜班护士重点报告危重患者和新患者病情诊断以及与护理有关的事项。

早晚交班时，日夜班护士应详细阅读交班记录，了解患者动态，然后护士长和交接班护士重点巡视患者，做床前交接班。

各种护理记录及时、准确填写，字迹工整，内容及格式按统一规定，由当班护士将患者的生理、心理状况、治疗护理落实情况等，记录在护理记录单上，特殊情况在交班报告上填写索引。

交接班其他要求

对于集体交接班：交班者写清书面记录，讲清口头交代。所有参加交班会人员准时到场，穿戴整齐，并排站立，认真聆听，交班没结束不得离开。

对于个别交接班：坚持床旁交接，做到交班清楚，接班仔细。

还要注意 10 种不接交班的情况：穿戴不整齐时，有危重患者抢救时，患者出、入院或死亡、转科未处理好时，床边处置未做好时，皮试结果未观察未记录时，医嘱未处理时，物品数目不清楚时，清洁卫生未处理好时，未为下班工作做好用物准备时，各种记录未完成时。

护士岗中行为禁忌

护士的工作，其实是一个团队的工作。护士之间、护士和患者之间，工作行为上有不少禁忌需要避免。

护士小张不小心把手弄破了，护士长就去帮小张给患者输液。当护士长系好止血带，消完毒准备穿刺时，患者突然说："我不要你扎，让小张给我扎吧。"护士长一愣，不知怎么办才好，表情上有几分尴尬。小张赶紧说："大爷，今天我手破了，特地请我们护士长来给您输液。我的技术还是她一手教出来的，她还是咱市十佳护士呢！"

尊重的话语、诚恳的眼神，令护士长很感动。

假如小张说："人家是护士长，还能比我差？"在这种心态支配下，会让护士长难堪，并产生强烈的反感，同时患者心里也会不痛快。

相互拆台。护士的工作，需要相互支持、配合才能更好完成。所以，不管是和其他护士、护士长，还是和医生，工作中应该相互补台而非拆台。否则不仅给患者的治疗带来不便，同事之间也必然心存芥蒂，最终影响的是整体工作，甚至带来医疗事故。

依赖呼叫器，忽视巡视。巡视患者是护士的责任。从某种意义上说，呼叫器鸣响、红灯闪亮就是命令，必须及时处理。护士不能因为有呼叫器而将护理工作转嫁给患者和家属，减少巡视。护士站内红灯频闪，表示护士工作忙乱和被动，红灯是应该减少的。患者的药液何时输完？输液是否顺利？患者是否需要排尿？护士应心中要有数，主动多巡视、多查看。

请假随意。医疗工作有其连贯性及特殊性，特别是护士之间的连贯无间隙工作，对患者来说非常重要。所以护士有事或身体不适请假时，应提前申请，同时务必做好交接工作，绝不可以随便请假。

在医院里大声说话或打闹。保持病房的良好秩序是护士必须做到的。在医院里工作时不开玩笑、不打闹、不在病房大声讲话，创造整洁肃静的医疗环境。

串岗聊天、玩手机、干私活。这样的事不少护士都有。不忙的时候可以在岗位上暂时休息或做工作准备，但不应干私事。这些事很吸引人的注意力，很容易因此忘了下一步要处理的工作。所以工作中必须杜绝这些现象发生。

和患者有非正常的医患关系。医疗工作中必须和患者保持正常医患关系，不能夹杂私人情感，否则既影响医疗判断，也容易让其他患者不痛快。包括不在患者面前谈论医院职工之间的是非问题，不通过患者私人关系买卖商品或办私事，不在异性患者面前交谈个人情感方面的话题等。

患者违反院规的情况，粗暴呵斥、简单拒绝。违反院规的患者及陪护，护士应以"患者健康维护者"的姿态，将违反院规可能出现的不良后果一一阐述并举例说明，既强调院规又尊重患者的自尊心。对明显干扰正常治疗，影响到其他的患者及陪护，护士应立即针对其行为提出批评，如在病区内吸烟、高声喧哗等。注意批评时对事不对人，强调这种行为可能造成的后果，而不是指责患者或陪护的品行。

直白地说"你不懂"或"你不知道"。当患者和自己意见不一致，应暂时回避话题，保持冷静，避免刺激患者。但对于必须要说清楚的事，可以先肯定患者意见中正确的部分，或替患者找出客观理由后，再以委婉或商量的口气说清楚自己的意见。

以职务身份发布有违职业形象的言论。医护人员身份的特殊性，在任何以职务身份出席的场合，都不可以有违反医护工作者形象的言论。否则，不仅伤害的是医院的形象，而且还有损医疗这个行业的整体形象。

据澎湃新闻网 2017 年 9 月 23 日的消息：一位护士因在微博以其职业身份发布不当言论，被所在医院罚款 5000 元并按照规定开除。

小提示大道理

护士服务礼仪应做到"八点"：嘴巴甜一点，微笑露一点，脾气小一点，动作快一点，效率高一点，说话轻一点，做事多一点，理由少一点。

第六课

优质医生礼仪

THE
SIXTH LESSON

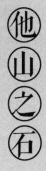

他山之石

自古有训：不为治国良相，便为救人良医。

据中新网报道：山西活血化瘀研究所医院 97 岁高龄的北大才女于载畿仍在出诊。她首创中西医结合非手术疗法治疗宫外孕，被推广至全国各地，曾受到周恩来总理的接见。

"真的是个工作狂，一天 24 小时她 20 小时都在工作"，熟悉于老的人这样评价。于老年轻时，好几次怀孕都因为忙于工作而导致流产，终生未育。她从医 70 年，帮助上千名女性生育。

于老时常挂在嘴边的一句话就是"不工作，吾宁死。"每周还坚持出门诊 5 次，有时遇到雨雪天，同事们害怕她路上出事，不让她来，她还要打电话，如果知道有患者等着还是会过来。

于老很好地践行了"以患者为中心，以疾病为中心，医生的职责就是治病救人"的理念，把自己的一生奉献给了祖国的医疗事业。

还记得医学学生入学时的宣誓吗？

健康所系，性命相托。

当我步入神圣医学学府的时刻，谨庄严宣誓：

我志愿献身医学，热爱祖国，忠于人民，恪守医德，尊师守纪，刻苦钻研，孜孜不倦，精益求精，全面发展。

我决心竭尽全力除人类之病痛，助健康之完美，维护医术的圣洁和荣誉，救死扶伤，不辞艰辛，执着追求，为祖国医药卫生事业的发展和人类身心健康奋斗终生。

医生手握的是患者的生命健康乃至几家人的幸福，需要以敬畏之心对待我们神圣的职业，不忘初心，继续前进。

然而，有人的地方就有矛盾，医患之间也是如此。医生需要以自己专业的技术和良好医德来治患者的病，以优质的服务暖患者的心，从而尽最大可能杜绝医患矛盾，和谐医患关系，架起沟通心桥。

岗前准备与接诊致意

在现行的医疗体制下，我们医生的工作量大，工作压力更大。

但现在以患者健康为中心的整体护理模式，要求医生不仅治病救人，还要尊重、在意患者的心理感受。这无疑对医生的工作提出了更高要求。

岗前准备

各科室医生应提前 10 分钟到达诊室，做好各项准备工作。

心理准备。医生是医疗工作的关键岗位，也是对患者影响最大的岗位。不管是门诊还是住院或急诊医生，都应严谨认真、重视患者，与患者共情。

严谨认真。对医术精益求精、对工作认真负责，细心、耐心、精心地对待每位患者；更要有爱心、同情心、医者仁心，不敷衍、不推诿。

重视患者。患者往往是怀着一颗"朝圣"的心来见医生，医生应尽可能体现出对患者的重视，诊疗中不时地用眼神关注患者。

与患者共情。患者到医院就医，不仅希望通过医生的治疗解除症状，同时也非常希望在医护人员的理解与帮助下缓解、释放心中的不安与焦虑。所以还应安抚患者的情感性需求，包括对患者表现出同理心，给患者抒发焦虑的机会，并给予开导、安慰、解释等。

个人情绪准备。学会转变角色，不把个人不良情绪带到工作中。为让患者和自己都有好心情，冬夏季节注意室内温度的舒适性，做好诊室内的通风换气。适当摆放植物。

工作环境及设备准备。清洁并整理桌面，按规摆放血压仪，体温计，压舌板，免洗消毒洗手液等与工作相关的仪器物品。摆好患者座椅，铺好检查床具，备好备足书写用笔及相关材料，备齐化验检查申请单等。

个人准备。将个人用品放入专门的个人收纳柜中。换好白衣，整理面容，戴好防护口罩，佩戴听诊器。

手术医生。应再次熟悉患者及手术安排等业务内容；安排好相关协助人员；同时做好消毒工作，剪指甲、洗手，并将手臂等裸露部位做全面消毒清洗；准备消毒后的手术用具等。

在诊室时，准备就绪，坐回座位，深呼吸调适心情，保持微笑。开启电脑，开启叫号机，开始一天的患者接诊工作。

岗中恭候

一切准备就绪，就应在岗位上恭候患者了。

医生的坐姿，患者可以看到，所以需要适当注意。上半身直立，面朝患者方向。女医生两个膝盖应并拢，双腿可以一起放中间或放一侧。男医生双腿分开不应超过肩宽。坐的时候，不抖腿，不架"二郎腿"。

恭候患者的时间里，应避免玩手机或东张西望。

当看到患者过来，这时候应将恭候转为接诊。

医生门诊接诊礼仪

张金哲院士给患者看病有个习惯。对每一位来看病的患儿及家长，他都要起身相迎："你好，请坐，我是张医生，您有什么问题？"张老告诉年轻的医生，见到患者第一面要礼貌地先说这样几句。"我的老师当年就是这样要求我的"张老说。当看完病后，他还要起身相送。从医70多年，这个习惯也坚持了70多年。张老以自身行动给年轻医生做了最生动的榜样。

患者一进诊室，医生就要以眼神关注、微笑点头致意，并示意就座。条件允许的话可以欠身迎候，特别是年轻医生面对年长患者时。还可以有简单的自我介绍"您好！我是曹医生，您请坐"。

接着耐心地请患者叙述病情、困惑，尽情释放内心的恐惧和压力。在这个过程中，医生应该与患者有眼神交流，并不时点头回应，同时用"嗯""行""别着急""您慢慢讲"等话语来做应答，以示理解、感同身受。避免一声不吭甚至头也不抬地一直写东西，或只顾着往电脑里登记。

医生应做到首诊负责制。有特殊情况，与患者解释清楚或和有关人员详细交班。对需要留院观察或抢救的患者，与急诊科医生做好交接。不可以推诿患者或看"人情号""搭车"开药。

医生和患者沟通病情或检查时，注意保护患者隐私。在诊室内做相应检查涉及隐私而边上还有其他患者，护士没顾得上疏导时，医生有责任做好疏导工作，跟室内其他患者说："麻烦各位到外面等候叫号，咱们一个个看。"这样的表达，既尊重了其他患者、保护了患者的隐私，又保证了相对清静的就诊环境。

接诊中，将患者病情告知清楚，向患者交代所做相关检查或治疗目的和意义，耐心地回答患者的疑问。

某女星在其微博中提到：在某知名三甲医院看病时，问医生"是什么原因造成的？"医生却很拽地回答："还要告诉你地球是怎样造成的吗？"致使她无奈地感叹："好歹也是全国一流的医院，怎会这样的态度？每个行业都有行业的职业道德，做医生的也得有个医德……对得起你领的薪水和你身为'医者'的头衔……"

医生在诊室给患者检查前，应更换一次性检查垫，当着患者面洗手；检查时可能有不适反应的，做好必要的提醒。

可以根据不同的患者，注意不同的交流方式，使接诊更高效。不是对任何患者，都是一样的表情、一样的说词。

比如，农民患者对医生的话较为言听计从，检查中可以赞美他们的手"这可真是咱劳动人民的手，这老茧，都是这些年累的吧，农活忙的怎么样啦？"瞬间医患距离就近了。

而老年人会不断陈述病史，甚至狂数历史"我从30多年前就开始高血压了，然后……""想当年……"有时候这种倾诉是不自觉的。

医生就需要多回应几个"不容易呀！""这样，您先别说话，咱们量量血压"。

而幼儿，则需要说得简单些，并多以玩笑、鼓励的方式，获得他们的配合。

张金哲院士在诊疗中，非常重视患者的区别对待，以求得到最佳效果。在做检查的时候，孩子有时不能配合，张老就会给孩子变个小戏法儿，或拿出个小玩意儿，作为孩子乖巧听话的奖励。孩子的注意力分散了，检查就能顺利进行了。张老风趣地说："你玩儿我的小玩具，我就摸你的小肚皮。"

医生给患者提供治疗方案前，须让患者或家属一起参与治疗方案的确定。

患者如需手术，告知患者所需手术的术前准备和术后注意事项。

对于需要住院的患者，告知所需的住院押金，开具相关住院申请，告知办理住院手续的窗口所在位置等事项。对于医生来说这些都是小事儿，但对于患者来说这是大事儿，而且也不是谁都懂这些流程。医生多说一句话，患者少跑很多路。这也是优质服务的体现。

接诊开药时做一些必要沟通：自费还是医保。需要花费较多时，最好提前告知患者大致的金额。当患者带的钱不够，可以建议先少开几天。

需要化验时，告知化验室在医院什么位置，化验需要注意的事项，如需要空腹（前一天晚饭清淡，晚 10 点后禁饮食），需要憋尿等。最后告知患者拿到检验报告单后再来诊室。

需要输液时，医生有责任做好提醒工作。比如，会有胃肠刺激反应的药物，应提醒患者提前吃点东西，避免或减轻不良反应。

需要复诊的，患者离院时告知下次复诊的具体时间，同时向患者做好卫生宣教及就诊期间，包括饮食注意事项。患者离院时，医生可以说句祝福的话，如可以说"多喝点水，少抽烟""回去好好休息，按时服药，早日康复！"

做医疗处置或手术中，态度认真，不谈论与处置或手术无关的事，不高声讲话，保持安静严肃的操作环境。

一位网友在微博上感叹：当年做手术时躺在手术台上，听到主刀医生与旁边的医生聊昨晚饭局的事，还问他酒喝高了没有。天呀，心里那个拔凉的……（见图 6-1）

诊疗完毕，可以说："好了。回去按时服药，注意休息。"再准备接诊下一位患者。

医生急诊室礼仪

急诊急诊，急在分秒之间，是情况紧急者的就诊区。急诊最大的特点就是不可预见性，随时都有意外的发生，还具有应急性、综

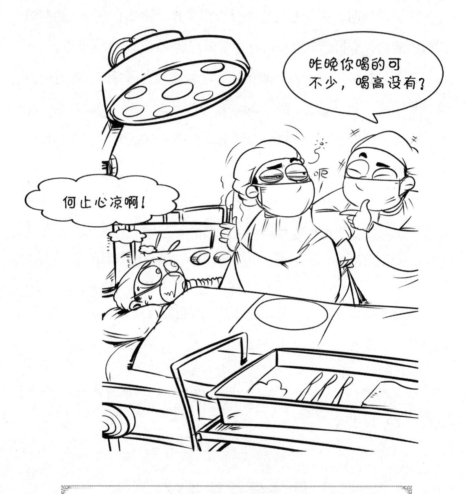

图 6-1　医疗处理或手术时态度应认真

合性、不间断性。一旦碰到危重患者，都是在与时间赛跑、为生命接力。

一视同仁。患者，只是病症及身份的不同，没有人格尊严的差别，作为救死扶伤的医者，不应有区别性的对待。

提高效率。有急诊患者来时，医生就要分科、联系相关医生，尤其到了夜间，这些事相对来说更需要时间。往往有些患者并不理解，认为来医院就应该马上给我治，稍有怠慢，甚至就会有患者出言不逊。毕竟来急诊的，在患者或家属看来都是人命关天，谁不急呢，情绪不好也情有可原。这时急诊科室医生就需要多一点同理心，在力所能及范围内满足患者需求，除了赶紧组织治疗外，还要一边安抚患者及家属情绪，一边诊察病情。

给患者信心。医生的一句话，对患者真的很重要，能让患者清楚地了解病情，知道应该做什么、还能做什么，别让患者觉得只能等死！信念是世界上最强大的东西，时刻给患者一个活下来的希望，一个坚强的信念，才能与医生一起战胜病魔，奇迹或许能真的发生。

讲究表达方式。在急诊室当患者还慢慢"诉苦"时，医生善用鼓励性语言让患者继续述说，以获得更多的资料。当患者把话题扯远，医生可以说："这些我知道了，您还有其他不舒服吗？"将话题拉回，切忌说"你别跟我说这些"，这可能会让患者感到无所适从。另外，鉴于对病症认知及接受程度的不同，医生在介绍病情时，应该注意表达方式，用患者能接受的方式来说，而不是过于直白，否则可能会让事情变糟。

70岁的老刘突然感觉胸口有些憋气，走路有些喘，但又不那么明显。儿子赶紧带着父亲到医院急诊检查。

"肺源性心肌病并发心肌梗，最好马上手术治疗。"当医生经过检查、化验之后，将这个结果硬邦邦地甩出来。没有任何心理准备的老刘一下坐在椅子上，半天没站起来。

坚强的老刘仍然调整好自己的心态。他相信只要快点手术就能获救。

一天后，一位负责医生说"需要会诊讨论治疗方案"。等了两天又说需要请一位专家来加入方案讨论。第三天、第四天……入院一周后，医生对老刘说："你也看见了，我们这么多专家一起讨论了很长时间，你的病要想治好是不可能的了，因为你年纪太大，手术的话，麻醉这关你就挺不住。"

从那以后老刘再也不配合吃药，他拒绝治疗，也对医护人员的话很反感。

医生如果说："肺源性心肌病并发心肌梗是一种慢慢积累成的疾病，您之前没觉出这个病的严重性，是可以理解的。您想马上手术，我很佩服您的勇敢，不过手术需要全身麻醉，您目前的身体状况，恐怕承受不住麻醉药对您心脏的考验。不过呢，咱还可以药物治疗啊。合理地吃药，也可以让您的身体恢复起来。"相信如果这样表达，效果会完全不同。

与急救中心医师做好对接。急诊室经常会接收急救中心送来的患者。这时候，急诊科（室）医生要认真听取急救中心的急救医师对患者病情的介绍，了解当时的处置情况，以便更好地为患者做进一步检查、诊断。

急诊室来了个喝醉酒的患者，患者一动不动。患者家属以为只是喝醉酒睡着了。但医生凭经验观察，感觉情形不对。一查看才发现患者因呕吐物堵塞气管而窒息，当时患者已神志不清，处于昏迷状态。于是医生马上将患者推进抢救室组织抢救，患者脸色这才由紫色逐渐变红，大约 1 小时后才清醒过来。

事后，家属也非常感激医生。如果不是医生的专业诊断、即时处置，可能已经和家人"阴阳两隔"了。

急诊室，人命关天。手术或治疗的前、中、后，在患者、患者家属面前，医护人员之间务必注意谨言慎行，不说和救治无关的话，避免用消极的语言和语气，以免发生不必要的误会。务必做好相关病历、医嘱及家属签字手续的材料填写。

医生病房礼仪

在住院处收治患者时，医生应礼貌地主动向患者问候并介绍自己，做好必要的问诊与记录，血压等各项指标的检查核实，并与患者及家属做好住院事项的进一步沟通。

当患者呼叫时，哪怕半夜都不应有不耐烦的情绪——患者呼叫无小事。

从某种意义上来讲，手术做得漂亮，并不能说明就是尽职的医生。做好术后指导、体察患者情绪、关心患者病症情况的医生并做好相关提醒才算尽职尽责。

刚刚成功做完支架手术的一位老人，出院当天，小孙子来病房接爷爷回家，老人一高兴，弯腰抱起迎面跑来的小孙子，当时就病症复发去世了。事后，悔恨的医生们自责："要是早点说一句术后注意，也许就不会这样了。"

同样是刚手术完的老人，家人接老人回家，抬着担架上6层楼时，由于忽上忽下地摇晃，老人冠心病复发。抢救无效身亡。事后医生们悔恨："要是说一句话，让他们抬轮椅上楼，也许就不会这样了。"

医疗工作哪有那么多的"要是""也许"！事后医生再自责，没能早说术后注意事项，也不能挽回鲜活的生命。

做好提醒和术前探视。当患者做有关检查时，医生应提前把做检查时的注意事项告诉患者。比如，有些化验，在化验前若干时间内不能进食，包括水；有些检查，需要喝大量水憋尿。这些在医生看来可能是基本常识、顺理成章的事情，但患者不一定清楚。所以提前告知是非常必要的，既方便了下一步的检查，又在一定程度上减轻了患者因不清楚检查要求而进行重复检查、重复奔波的劳苦。

必要的介绍和解释。有时候，患者及患者家属出于某种原因，对某种药物的药效产生怀疑，或者认为相关检查没有必要，而对有些药物或检查产生排斥甚至拒绝。这时候，医生就有必要对患者就药物的疗效以及该项检查对确诊、治疗病症的重要作用，心平气和地向患者做介绍。

小刘得了肺炎。住院一周以来，医生已经让他查了血、尿、便，肝、胆、胰、脾也做了 B 超，还拍了片子。短短几天，已经折腾出去好几千元，对小刘这样的工薪阶层来说，已经不是小数目了。这会儿护士又通知小刘去做 CT，一问价格是 400 多元。小刘马上就火了，不是什么都查了吗？为什么又去拍这么贵的 CT！护士不高兴地丢下一句"CT 和拍片子能一样吗？"就走了。小刘因此对护士、主治医生的诊治产生了怀疑。

其实，CT 和拍片子的区别很明显。拍片子只能看到平面，而 CT 能看到立体切面，这无疑更加有利于对病情的诊断。大多数情况下拍片子就能显示观察效果，但如果拍片后发现观察效果并不明显，这才要进一步做 CT。这一点如果护士能向小刘解释清楚，想必能得到小刘的理解和配合。

普及医学知识。医务人员是专业人士，对药物的疗效、服用方法及禁忌，以及对病情的趋势、诊治方式等相对都是非常了解。但患者及患者家属对这些却是陌生的，有些还可能容易引起误解甚至恐慌。所以，在有助于患者治疗的前提下，当然应该做必要的介绍。介绍内容包括药名、基本药理、作用、注意事项等。有些药物还有饮食上的忌口，同样要向患者详细介绍。比如，头孢类药物服药期间和服用药物停止后一周内避免饮酒及含酒精类的东西。

2012 年 12 月 14 日《长江日报》报道：42 岁的曹女士，因病注射头孢类药物，停药 3 天后，喝了白酒，马上觉得胸闷气短、呼吸困难，医生诊断为"双硫仑样反应"，经抢救曹女士终于脱离了生命危险。

医生交班时，专心与住院患者沟通倾听，切勿一边沟通一边翻看手机。认真记录所管患者的诊治与检查等各项情况。

另外，住院区需要良好的休息环境，所以医生需要注意，不管是操作还是走路，都应尽可能控制自己的音量，减少对患者的打扰。还应注意介绍物品或环境时的手势问题，避免用手指做指指点点、比比划划这样不美观的手势。

与患者交往礼仪

电视剧《外科风云》第一集的最后，医师问小南南："你头晕吗？你恶心吗？"这是典型的提示性询问，对儿科小患者来说，很容易得到虚假信息。

正确的提问应该是：你哪里不舒服？或者是：你还有什么不舒服？

也就是说，和患者沟通当中，尽量避免封闭的提示性提问。否则有的患者就会顺着你的话去想象：好像有点疼，又好像不疼，反而误导了医生。很多患者对疾病的内心恐惧感，再加上不科学的问法，无形中就产生不正常的心理暗示，就如下例事例中的实验。

在一个封闭的实验室里，教授说：你们9个人听我的指挥，走过这座曲曲弯弯的小桥，千万别掉下去，不过掉下去也没关系，底下就是一点水。大家顺利过桥；走过去后，教授打开了一盏黄灯，透过黄灯9个人看到，桥底下不仅仅是一点水，而且还有几条在蠕动的鳄鱼，所有人吓了一跳。

教授问：现在你们谁敢走回来？大家没1人敢走了。教授说：你们要用心理暗示，想象自己走在坚固的铁桥上。此时只有3个人愿意尝试：第一个人颤颤巍巍，走的时间多花了1倍；第二个人哆哆嗦嗦，走了一半再也坚持不住了，吓得趴在桥上；第三个人才走了3步就吓爬下了。

教授这时打开了所有的灯，大家这才发现，在桥和鳄鱼之间还有一层网，网是黄色的，刚才在黄灯下看不清楚。大家现在不怕了，说要知道有网我们早就过去了，几个人都大胆地走了过来。

其实很多问题是因患者对医学的不了解，自我想象出来的。自我想象后产生恐惧心理，从而对身体产生不利影响。对我们医生来说，在和患者接触中，需要多一些换位思考，多站在患者角度与之交流。

用患者能接受的方式说话

同患者及家属要想有效地交流，就需要先改变我们的沟通思维，从对方角度出发，把医生需要说的话转变成患者能听得进、听得懂、愿意听的方式去说。

古希腊医学之父希波克拉底曾有一句名言："医生有三件法宝。第一是语言，第二是药物，第三是手术刀。"也说明在医疗服务中医生需要重视语言的作用。

常言道，语言可以治病，但也可以致病。人生病了，情感就会变得复杂、脆弱、敏感，在意的也变多了。这些是人之常情，医生应该可以理解。同时也要求我们医生避免说一些容易让患者产生不好联想的话，如"完了""死了""没了""来晚了"等语言。

我们可以说"抱歉""对不起""我们也深表遗憾""如果我是您，

我也会很痛苦""我非常理解您的心情"。这样的表达，让患者从情感上得到共鸣，从而营造和谐的医患氛围。

注意保护患者隐私

医生要注意患者的隐私，不管是身体隐私，还是接触到的其他方面的私事。

对医生来说，眼里只有患者，不分男女。但对患者来说，男女当然有别。医生在问诊与查体时就要关注这一点，避免让异性患者产生不必要的误解。有的医生在需要查体时直接跟患者说"去那儿躺好""躺下"，初次进医院的患者或许就懵了。如果医生能把话说规范一点，情况就不同了。比如，"我给你做一下检查，请躺到检查床上去。"对方就能明白，也就能踏踏实实地配合。

患者女友问实习医生其男友的病情。聊病情的时候，医生告诉患者的女朋友，患者家里很穷，工作的同时还在其他地方打零工，就是为了多挣钱。患者女朋友知道后认为男朋友不诚实，不告诉她这些是对她极大的不信任，双方差点闹到分手。患者最后的怨气都怪到了实习医生头上，认为就是他把自己的私事抖出来了，差点和医生打起来。

口是"伤人斧"，言是"割舌刀"。每个人都有尊严、都好面子。所以在医疗工作中，不管了解到患者或其家庭哪方面的隐私，都应仅止于当事医护且为治疗所需，而不是对外闲聊或开玩笑的资本。

沟通专业知识要形象化

医生花了若干年时间才学好专业医学知识，要想让患者一下子就弄懂医学知识的相关内容或名词术语，确实有些难为患者了。所以医患交流中，应尽量少用专业的医学名词，否则会容易使双方的沟通产生困难。

我注意到，有的医护人员用画图的方式来向患者介绍病情，说明治疗方案，讲解手术过程。这使本来难懂的医学变得容易化、简单化、形象化，确实是一种好的沟通方式。这样的事例告诉医生：医疗工作中我们有责任让不易懂的医学行为、医学名词，变得通俗易懂，从而更利于医患沟通。

据华龙网消息：北京协和医院收治了一名聋哑患者。在手术前，28岁的麻醉师邱飞龙专门手绘了一幅手术麻醉流程图，详细地把手术中的每一个步骤画了出来，不仅令患者看到后大为安心，还被同事发到了朋友圈引来大量网友点赞。

一些心内科医生、骨伤科医生，他们用心脏模型、骨骼模型给患者讲解疾病的产生原因，具体要手术的位置，让患者能快速而形象化的了解。有的医生还把心脏比喻成"泵"或"发动机"，把脚比喻成"车轱辘"，这样一来与实际能直观看到的事物紧密相连，更接地气，也方便患者的理解，交流自然顺畅了。

对患者做出必要回应

如果患者走出你的诊室以后不能够做到病情得以减轻，你就不是一个好医生。这里主要是指心理上的减轻，指获得信心，得到安慰、鼓励。

不少医生在接诊中，不懂得怎么倾听并回应患者。倾听回应，其实就是给予相应的行动，这其中最重要的是医生的语言。当患者表现出担心，那么医生要用语言和表情回应，可以说"请放心，我们会全力以赴"，在医生看来只是回应一句话，但在患者听来，却能让他们信心百倍，得以积极地配合治疗。

有些医生认为"顾不上说话""我忙着为患者治疗，根本不用解释"。关键是患者有时候确实不知道医生在干什么，甚至误解为医生在做和自己病症无关的事，无视他的痛苦。所以，对患者做出必要的回应，在医生诊断中很重要，也能起到安抚患者情绪的作用。

有些属于患者或家属的无知，做出或说出一些在医生看来啼笑皆非的判断或话语。医生这时候需要以理性、专业、关爱的心理，做必要解释，打消他们的疑虑，以使让他们尽快获得更好治疗。

家长领着发烧的孩子看病。检查后医生说需要输液，医生问：有药物过敏吗？家长眨巴眼不懂。医生补充说："孩子对抗生素有什么过敏的吗？"家长也不理解。可这时家长却急眼了，说："你就快开药吧！我们邻居儿子挂了一瓶水，立马就不发烧了。"

有些则是医生出于"医者仁心"而应主动做出回应，如"空巢老人"就诊。缺乏家人陪护是最大特点，其心理相对来说必然更显得失落、抑郁。医生如果获知这样的信息，可以在自己力所能及的情况下，多表达一些关爱，如多说说话，帮忙倒水等小的帮助。这些不起眼的小举动，却能闪烁出人性的温暖光芒。

不说推托的话

一位患者胳膊不能自由伸直，挂骨科号。医生说："这需要手术，就一个小手术。"患者紧张地问："手术！具体做的位置，怎么做啊。"医生看了患者一眼："跟你说了你也不知道，做了就知道了。"这让人茫然的回答，肯定加剧了患者的紧张感。（见图6-2）

也许确如医生所说，说了患者也不懂，而且那是医生眼里的小手术，经常做。但在患者眼里那是要开一刀，要流血的，自然心里担心、紧张、不踏实，也才想了解得多一些，以寻求安全感。医生不应该觉得没必要解释，不顾患者感受说些推托的话。

与患者交往不越线

在患者及家属看来，医生是疾病治疗的关键角色。尽力救治是医生职责、医德所在。

在治疗接触中，对患者提出便于治疗的要求或期望，合理且在能力范围之内，应尽可能协调解决。但对超范围的不合理要求，则应委婉拒绝。甚至对于一些患者及家属特殊原因要开具虚假的诊断，

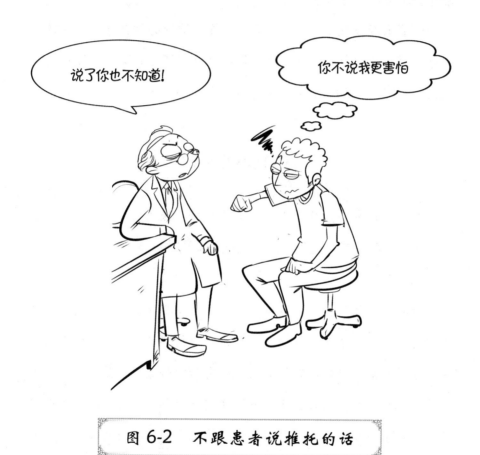

图 6-2　不跟患者说推托的话

必须拒绝。

有的患者受到不良社会风气影响，会悄悄"意思意思"，医生只能想办法拒绝、退还。

而请患者或家属帮忙"办事"这样的情形必须杜绝。现在社会复杂、医患关系复杂，但法律、纪律却严明，需要医生守住自己的底线、良好声誉和医者尊严。

医护交往礼仪

据《北京晚报》2015年1月31日报道：某医院一位孕妇被医护人员用轮椅推往产房过程中，婴儿出生坠地被拖行，之后婴儿死亡。引发社会关注。

当事医院承认当班医生在整个处理过程中存在不当之处。一是在剖宫产指征不很充分的情况下建议产妇剖宫产；二是在第一次观察产程后产妇出现紧急宫缩时未及时再次做检查；三是不应该用轮椅送产妇到产房，以致在送产房路途中出现急产。而当班护士在送产妇到产房过程中没有严密观察产妇情况，胎儿娩出时没有第一时间发现。

医疗工作，看似以医生为主体，实际上需要不同岗位的共同配合，不管是护士、医技，还是行政后勤。特别是和医生接触最多、配合度最大的护士岗位。

谦虚低调，尊重同事，是医生应有的本分。医生、护士完美配合才能提高工作质量，有效帮助患者恢复健康，促进医患和谐。俗话说"三分治疗七分护理"，早在克里米亚战争中，现代护理学鼻祖南丁格尔通过提高护理水平，使英军伤员死亡率大大下降，世界为之震惊。

据新华社杭州 2016 年 12 月 22 日新媒体专电：浙江邵逸夫医院消化内科副主任医师於亮亮，从早上 9 点开始做消化道肿瘤内镜下挖除术，一直到下午五点半都没下手术台，没时间上厕所，也来不及吃饭、喝水，直到护士拿来面包，才匆忙吃上几口。

上面的这则事例，生动说明了医生的有效工作离不开护士的协助，特别是手术、住院等环节更加明显，大家都是为了患者，在各自的分工范围内紧密配合、高效协作。

尊重护士的工作。在不了解护理专业人的眼里，护士只是打针发药。其实护士每天的工作时间大多在患者身边，为医生做医嘱执行，手术前后的工作，倾听患者主诉、健康宣教等。每个工作细节处处体现了护士自觉、责任、积极向上和任劳任怨的工作态度。工作上如果没有护士的协助，医生的诊疗工作是难以想象的。

协同作战。医生和护士其实就像在一个战壕里的战友，医护关系在医院里是最为密切并且有最重要地位，医疗、护理既有分工又紧密合作，二者相辅相成，不能相互替代，组成了治疗疾病的全过程。医生侧重于对患者身体疾病的诊断和治疗，护士侧重于对患者身心护理问题的诊断和处理。但服务的对象和性质是一致的，都是救死扶伤，治病救人。彼此要理解专业特点，主动配合对方的工作，达到"1+1>2"的效果。

注意与护士的沟通方式。医生在与护士沟通时，也需要习惯"温柔"的沟通方式。当护士给提供协助时，医生可以说一声"谢谢你"。把"听明白了吗"改成"我说明白了吗""还有哪里我没说清楚的吗"，这样的沟通让人感到亲切而尊重，对治疗的配合当然会更默契。

正确对待反映问题或疑问。临床中，护士为患者护理并观察患者的情况，自然能第一时间了解到患者的最新情况，并适时向医生反应。对于护士反映的情况，医生首先应表示感谢，然后再认真处理，而不是表现出质疑或反感。当医生察看后一切正常时应向护士解释，以便提高护士的业务能力。如果护士反映的情况确实如此，应再次表示感谢，因为这样及时的信息更有利于医生为患者治疗。而当护士对医嘱有疑问时，医生应耐心向护士解释，毕竟大家都是为了患者。

不非议同事。同事之间不能背后议论同事，有意见可以找合适的地方当面聊清楚。在患者面前不谈工作人员之间的私事，更不能在患者及其家属面前说同事的坏话。同护士有分歧时应顾全大局、求同存异，不固执己见，以保证医疗与护理工作的顺利进行。

另外，医生和医技岗位主要以间接接触为主。有时为了非常规诊断的需要，检查或拍片时会有特别医嘱，如果医技做的不符合要求，意味着要么重做，要么影响医生诊断。条件允许时，医生最好直接和医技沟通，而不是让患者来回跑；也没必要对医技口有微词，有时候也可能是医嘱表达有歧义。同时，尽可能避免在患者面前表达对医技的不满，都是医务人员，不管谁给患者留下负面形象，在患者看来都是医院的问题。

医生岗中礼仪禁忌

经常见到这样的场景：患者努力陈述着，显露出求助的不安；医生则表情冷淡，皱着眉头，一副轻描淡写的样子……更要命的是很多时候，这关系"生死大计"的见面维持不了几分钟就草草收场。如果患者对轻易挥就的那张小纸片不放心，还巴望着多磨蹭会儿，马上听到这样的话："先试试看再说……"在患者看来，对患者病痛的麻木与迟钝，是最让他们担心的事情。

不爱说话

研究发现，来自患者的沟通信息，对诊断的帮助往往多于仪器检查。而大部分的疾病仅凭采集患者病史就能做出诊断，可见医患沟通在医疗中是何等重要。"有时去治愈；常常去帮助；总是去安慰。"特鲁多医生的墓志铭道出了医学的本质，医学不是简单的科学，医学是人学。医务工作者的职责不仅是要治疗、治愈疾病，更多的是要去帮助、安慰患者。医生的适时安抚，患者可能会感激不尽，带来莫大的安慰和信心。绝不能以"不爱说话"来当借口。医生不爱说话，在患者看来就是冷漠。

表情冷漠

医务工作者见惯了生老病死，有的人往往面对各种患者都麻木了，认为只是例行工作而已。而冷漠的表情，会让患者有被冷遇的感觉，偏偏在接诊中，这种现象比较普遍。

作为医生应该感谢患者，并不是感谢患者来看病，并不是说患者是医生的"衣食父母"，目前的体制下医生基本是劳务收入。实际上，医生并不希望患者多，医疗的最高目标是减少疾病、伤残和死亡。而是在治疗中，医生要求配合做某种检查，对患者要承受一些不适而表示感谢。患者配合不好的话，导致诊治失误甚至事故，不仅影响医生名誉，也会因此挨批评，甚至受处分、担责任。即便医生的工作强度大，还是应在力所能及的情况下，尽可能做到"温暖"一点，通过语言、表情、动作，至少有一点微笑，倾听患者的诉说，对患者的配合说声"谢谢"。

不善待患者

作为医生，应该感谢患者给了我们施展才华的机会，更应善待患者。而善待、尊重患者，绝不会贬低自己，相反只会让医生受到更多尊重。患者带着痛苦和恐惧而来，且医生是主人。可能一句问候、一个点头、一个以手示座的动作，在患者看来都是带着丝丝的暖意，就是最大的善待。这样的医者，才是真正的"医者仁心"。

全依赖医疗设备

高超的医疗技术、高新的医疗设备，确实会让检查更精细化、更精确，让手术更精准。这对患者来说，本是好事。

但有些患者认为，医生因此而不顾自己的感受、不听自己的诉说、不看具体病症，见面就是开单、用机器检查、看结果、开药、走人，"急匆匆、冷冰冰"。

当然这其中也有患者的误解。既然有可靠的现代医疗手段，当然应尽可能借助这些手段来精准判断。更重要的是，大部分医院的就诊量都很大，借助科技手段高效而有效，每位患者诊治时间少一点，医生就能尽快地为更多患者解除病痛。

但对患者来说，往往需要的是来自医生的关切，以获得信心和安慰。所以，医生在为患者就诊中，还是要尽可能多一点关爱，避免让患者感觉"急匆匆、冷冰冰"，避免不必要的误解。

其他

接诊中长时间接打私人电话或不时地看手机；区别对待同事，不礼貌对待实习生、护士岗位；开不合理检查及处方；工作时间无故空岗；收受红包、回扣；上岗前饮酒和含酒精类饮料；和患者说些，如"不知道""这事不归我管""听好了，我只说一遍""你是医生还是我是医生""我不是说了吗"等冷漠、不耐烦的话……

小提示大道理

严谨仔细永远是临床医疗的基本要求，诚恳的态度和针对性的交谈是临床沟通的基本技巧。

第七课

优质医患沟通技巧

THE
SEVENTH LESSON

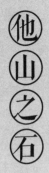

他山之石

一位患者忧心忡忡地来医院看病。

挂号、排队一个半小时后，终于坐到医生面前。医生问了症状，头也没抬，就让患者去做心电图、彩超和造影。

患者一听就生气了："做心电图不就行了吗？我邻居不舒服，人家医生看心电图就行了。我为什么还要做彩超和造影呢？做这么多检查干什么？"质疑中带着愤怒。

医生微张略干涸的嘴唇，依旧头也没抬："让你做就做，做了就有用！下一个！"

患者没有去做这些，而是直接去院办投诉，说医生态度太差，乱开诊断，就是要多花患者的钱，肯定有提成、有黑幕！

医院主管领导听完详细介绍后，告诉患者：不舒服的表现看起来差不多，但原因可能差很多。心脏好比一间屋子，心彩是为了看屋子有多大、墙结不结实、漏不漏水；心电图是为看电路有没有短路、漏电；而造影是通过发光物质看铁皮裹着的排水管堵没堵……三个检查不能互相替代。

虽然最终患者向院领导表达歉意，但这件事告诉我们，医务工作者一定要多些沟通、善于沟通，以提升我们的工作效率、患者满意度。

医患之间的信息不对称以及患者越来越在意心理感受、重视个人权利，使医患之间的沟通显得极为重要。大众网曾报道一份调查：医患纠纷有 85% 以上是医患沟通不善造成。"有的是沟通不到位，有的是不会沟通，还有的根本没有沟通。"

关注和关心的原则

即便面对能"悬丝诊脉"的神医，患者还是希望自己能被更多的关注、关心，认为这样才能真正被悉心医治。"关注和关心"是医患沟通中必须重视的原则。

耐心倾听就是关注关心

患者介绍情况或提问时，医护人员表现出耐心倾听是关心患者的具体表现。患者来医院希望医护人员能关心他们，并以专业、对症的医疗方式，了解病情、诊治疾病，解除痛苦才是他们最希望的。而不是接诊、护理中看也不看他们。即使对患者的病情成竹在胸，可关键是患者怎么知道呢？医疗事故、误诊、错诊都经常发生，患者能不担心吗？

退一步说，医护人员发生失误的概率确实很小，但也难免。

万一发生，对患者来说就是一万分的不幸，往往是无法弥补的伤害。作为医护工作者，应尽可能用我们的同理心，关注、关心每一位患者。

做好说明、建议也是关注关心

给患者看病时，避免心不在焉，接打手机或不时看手机，而是尽可能多主动询问情况、了解病情。即使在医生看来是简单明了、容易确诊的问题，对患者来说隔行如隔山，也都是抱着渴求的心态，希望医生能适当地给予解释、说明，这样才感觉踏实、放心。

小吴患肺炎住院超过半个月。小吴了解到，一般肺炎也就一周至半个月就能有效控制并出院，他都住院半个多月了怎么还不能出院呢？医生在给他听诊后说："还有罗音，继续输液。"我到底得的是什么样的肺炎？护士说不知道，主治医生也没明说。

在他的强烈要求下，第二天主治医生陪着呼吸科主任来了。小吴又问科主任，他怎么还不能出院？科主任看了看化验单说："你得的是支原体感染的肺炎，比较顽固，治愈慢点。从刚才听诊的情况判断，你的左下肺炎症还没有全部消失。"

"原来是顽固型的肺炎，炎症还没消失。早这么告诉我，我也就安心了。"小吴喃喃地说。

在与患者沟通中，交流用语应通俗易懂，少讲专业术语。在患者看来，医护人员说了半天让他们听不懂的话，分明就是没把他们当回事的表现。

患者需要做某些检查时，即使表现出某种原因的犹豫，医生也不能不负责任地说"做不做自己考虑吧"之类的话，让患者和家属无所适从。而应从关心患者的角度，把做检查的利弊讲清楚，以便患者及家属对是否做某些检查做出自己的判断。（见图7-1）

关注关心有利医患沟通

询问病史时，医生的关心是基本态度，通过沟通获得所需的信息，而不是像"审讯"。对于话多的患者，医生即使很忙，也应稍微耐心些，用引导式的询问来岔开患者的话题，这比直接打断要好得多。

以关心的方式沟通，有时会获得正常沟通无法获得的效果。医护人员需要尊重患者隐私，但有时隐私又是了解病情关键。这时要善于从患者的神情和叙述中探查到其病情背后的"难言之隐"。虽然医生意识到患者"有事"，但也不宜贸然提问。可以似问非问，以关心的方式说："您心里还有什么烦恼？"很多患者或许在短暂的思想斗争后将隐私告诉医生。用这种方式，即使患者回避，双方也不会难堪。

很多患者都伴有心理焦虑。比如慢性咽炎是一种顽固的病，因此会有个别患者甚至嘀咕自己是否长了瘤子。遇到这样的患者，医生应先详细解释病情，告诉患者不是肿瘤，用点药，慢慢就好了。如果患者还有顾虑，就以关心的语气建议患者做相关检查。如果真的疑似肿瘤，也不要急着把自己的怀疑告诉患者，而是对患者说：

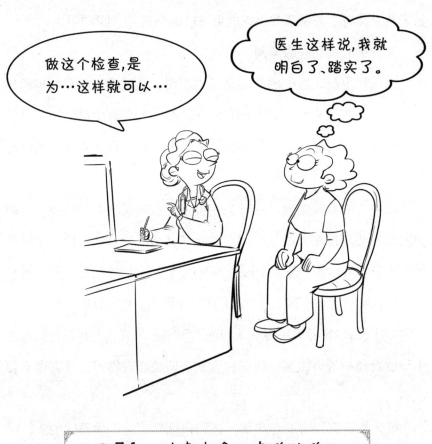

图 7-1　对患者多一点关注关心

"您的咽部长了个不明物质,为了更好地诊断,需要您做个检查。"这样即使检查结果不好,患者也不会感到意外。

住院的患者由于需要和家人暂时分开生活,一些生活习惯也会因住院而改变,容易产生强烈的无助感,这时患者非常需要医护人员的关心。一声问候,一句关切的话语和一个关注的目光,都可以让患者感受到关心。

"7床×××,今天医生给您开药了。这药是治疗××病的,每天3次,一次吃两片。您的壶里还有水吗?我给您倒点热水。"

表达出对患者尊重

医疗操作的最高原则就是"珍视生命,患者为重"。而表达尊重就是告诉患者,医护人员很乐意为他们提供帮助,很重视他们的病患情况,会全力以赴地治疗。从而最大限度给患者安全感。

尊重患者人格尊严

患者和医护人员在人格尊严上是平等的。但在医院这样的特殊场所,加上医护人员忙碌的状态以及有些医护人员缺乏关爱的举止行为,难免让一些患者觉得医护人员并不尊重自己。尊重患者的人格尊严,主要通过语言和举止两方面体现。

语言上。就医过程中的语言情感非常重要,语言上首先表达出尊重。说的内容、语音语调、表情都应注意。交流中多用敬语谦辞，"请""您""谢谢""对不起"这样的话在医护人员看来简单得不能再简单，但患者会立即感受到医护人员的尊重，同时也体现出患者和医护人员之间的人格平等。

说话时，根据不同地域，不同的文化层次的针对性，不能千篇一律，否则说出的话让患者听不懂，反而不是尊重的表现。比如说"输液"，年龄大的患者或有的地方说"挂水""打点滴"更能听明白；对于"洗手间"，有的人可能更习惯说"厕所"……

说话时注意有眼神交流，避免语气语调过于严肃或动不动就皱眉；要有称谓，不可以只叫床号。多一点耐心、多一点倾听。面对个别患者的不合理要求，即使拒绝也不应推诿，耐心解释原因，不可以粗暴地直接说"不"。

为患者着想，应注意适当表达出来，这样更能获得患者的理解、配合及敬意。

接诊一位老年患者时，蒋医生根据患者情况，只为其开了一服中药，并说："您家离我们东区医院很近，后天我正好到那里坐诊。今天先给您开一服药，看您服过后有什么反应，然后我再调整用药。这是因为之前您吃西药时间太长，如果我开的中药量大，害怕您花冤枉钱；药量小又达不到理想的治疗效果。"这样的表达方法，无疑表达出医生对患者的良苦用心、尽心尽力，这当然是对患者的极大尊重。

还有情绪上的安慰、治疗中的鼓励，问候、关爱的话，也都是尊重患者人格尊严的生动体现。

举止上。对重危、创伤患者，不能有厌恶的表情；对不治之症的患者，给予安慰、鼓励，帮助其树立战胜疾病的信心，信心胜过黄金。诊治完毕后，对患者说"祝您早日康复"等祝福语。尊重患者和家属对病情的知情权，根据需要及时通报病情、诊断及治疗情况，对患者和家属配合治疗提出指导性意见；确保患者能看懂处方字迹，及时明了地向患者介绍药品的正确使用方法及注意事项。

医护人员在操作期间不应带手机，以免手机鸣响分散注意力或影响操作，同时也造成患者的不安情绪。即使同事告诉有你的电话，只要不是很重要的事，都应请同事转告来电者，稍后回复或稍后再打来，并按原医疗操作有条不紊地继续进行，让患者感受到他的重要性。

治疗过程中考虑到患者的感受、方便。如温度、舒适度等，做个有人情味的医者。

尊重患者的权利

医疗最后的决策者往往是患者及其家属。另外，某些疾病的有关治疗也和患者配偶和家庭密切相关。所以，医患沟通中应充分考虑患者的自主权利，不能损害、侵犯。

知情权。知情权体现对患者的人格尊严和个性化权利的尊重。知情权包括对所患疾病、严重程度及预计后果，还包括获得及时治疗的权利和诊疗措施、治疗方案的选择权，医疗费用的知情权和隐私的保护权。比如输血签字、谈话记录签字及手术签字等。

由于医务工作的特点，即使在医患之间达成知情同意，医护人员在实施护理措施和实际操作中，也应为患者提供和补充相关医疗信息并接受咨询，做好医患之间的知情同意，建立良好的医患关系。

但在实际医疗工作中，从关心患者角度出发，有时需要权衡患者"知情"后的利害关系，把握"知情"的内容和尺度。如果"知情"会使患者受到伤害，可以不告知；而"不知情"能带给患者愉悦、促进健康，那就选择让其"不知情"更妥当。比如癌症晚期患者，医护人员就可以和患者家属做好沟通，并对患者暂时善意隐瞒。

保密、保护隐私权。为患者保密，尊重患者的隐私权是良好医患关系必须遵循的原则。当患者的身体存在某一缺陷或某种特征时，患有不愿被外人知道的疾病等，医护人员有职责为患者保守秘密，而不去传播扩散。在医患沟通中，应尽可能地使用保密设施和保护性措施。比如检查患者体征时，如果不需要有证人在旁（除男医生为异性患者做生殖器官等部位检查时必须有护士在场外），可以单独在一室做检查；条件不允许的时候，也应用布帘、屏风遮挡。对患者身体部位的特别征象不应表现出大惊小怪等。

医患沟通技巧

患者来医院就医，无论是和医生、护士还是和医技人员打交道，都离不开沟通。良好沟通，事半功倍，医患和谐；不良的沟通，事倍功半，容易发生误解甚至引起纠纷。要注意哪些技巧呢？

医患沟通一二三

医患沟通技巧，首先应该做到"医患沟通一二三"，即一颗同理心、两个避免、三个留意。

（1）一颗同理心。这一点很重要。同理心就是将心比心，在这个前提下，自然就有了耐心和体谅心。很多病因还处于未知，患者的要求遇到技术局限，如没有同理心的耐心解释，很容易造成误解甚至冲突。

（2）两个避免。就是避免使用易刺激患者情绪的语气和语言，避免过多使用专业词汇。医护人员说的专业词汇，对绝大多数患者来说就是不知所云，这种以医护人员自身立场为出发点的不对等沟通，并不是最好的沟通方式。

（3）三个留意。即留意患者的受教育程度及对沟通时的感受，察言观色；留意患者对疾病的认知程度和对交流的期望值；留意情绪反应（包括自己的情绪并自我控制，患者的情绪并注意安慰引导）。

注意信息对称

医患双方的沟通内容需要彼此确认和反馈，注意信息的对称，避免想当然而产生的不良沟通。医患间的不少问题往往由最初的沟通不良引起。所谓"术业有专攻",医护人员认为的基本常识,往往和患者的认知相差甚多。

护士小丽给老李发口服药。因为老李需长期服用维生素C,所以医生给他开了50片。小丽拿着药瓶对老李详细解释药的服用方法:"这是维生素C片剂,您每天吃3次,最好在饭后吃。"老李不停地点头。小丽刚走一会儿,巡房的医生路过老李床旁,发现他正把所有维生素C片剂倒了出来,在认真地数数。医生感到非常奇怪,一打听,原来小丽没说1次吃几片,老李理解为50片维生素C分3次吃,正准备把药分开。经巡房医生解释,老李很恼火,马上投诉了小丽。而小丽辩解说稍有点医学常识的人都知道不可能一种药一次吃十多片。(见图7-2)

由于医患间对医学知识的认知有差距,以及往往习惯性地认为对方也了解所谈事情的前因后果。所以沟通中必须以患者的角度为出发点,尽可能确保对方能完全理解。不能用"我以为"来作挡箭牌。比如药剂的服用方式、医疗的注意事项等,交代清楚、反馈明确。

信息的对称,也包括医护人员的主动介绍、说明,不管是解释还是建议,都应该让患者知道原因,而不是见面就只开药,来看医生变成来开药。有时,在医护人员看来理所当然的注意事项,但患

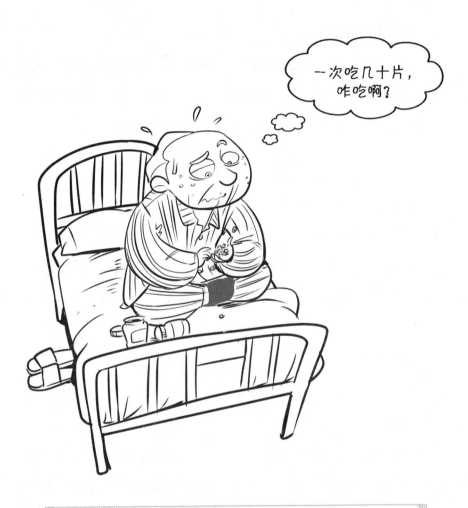

图 7-2　和患者沟通中应注意确认和反馈

者可能不知道甚至有相反认知，所以医护人员的介绍说明就显得极为重要。

注意沟通立场

由于沟通的内容是已知固定的，沟通又受到时间的限制，所以在跟患者沟通中，如处理不好谈话的立场，将容易使患者误解医护人员缺乏同情心和耐心，从而引发不必要的医患矛盾。

王先生8岁的儿子送到医院门诊时，一直都在叫痛，小脸憋得通红，脸上满是细细的汗珠，身子缩成一团。急诊医生为他检查腹部，腹部柔软，没有摸到包块。医生决定先查血项、做B超。

折腾了10多分钟，王先生见儿子仍然痛得厉害，心里特难受，就责问护士："来了这么久，止痛针都不打。你们是怎么救死扶伤的？"

值班护士一听，反驳说："你叫打针就打啊？就知道打针，一针打下去什么都看不到，误诊了你负责？"王先生当时肺都要气炸了，急得像热锅上的蚂蚁一样走来走去。

值班护士要是这样解释："如果给孩子打止痛针的话，止痛之后其他的症状就被掩盖起来，不利于观察病情和确诊，而且还容易误诊。您别急，再稍等一会儿。"相信王先生也不会发那么大的火。

医护倾听技巧

倾听不仅仅是听他人说话，还应注意对方的声调、频率、措辞、表情、仪态等非语言行为，通过这些细微表情获得更多信息。

不要随便打断患者的话或不恰当地改变话题、转换话题，以免患者思路中断，从而影响交流。这也包括不要急于做出判断或下结论，不评论患者的谈话内容。

做出适当的反应和反馈。不时地对患者的谈话做出适当沟通反应，并提供反馈信息，表示能理解患者，帮助患者更清晰地表达自己的感受等医护人员需要的内容。

适当的鼓励性表示。各种能表达对患者的谈话感兴趣的鼓励性表示，都能促进沟通的顺利进行。比如轻声说"是""嗯"或点头等，表示你正全神贯注地倾听并鼓励患者继续说下去。有时也可以用"就这样讲，请继续""还能说得详细点吗"等语句表示鼓励。还可以通过经常称呼患者姓氏、经常保持目光的接触、友好关切的表情等来表达对患者的关心和认真倾听的态度。

当患者说得很专注，哪怕认为是废话也应该注意听，对患者来说有时候诉说也是一种发泄，同样有利于治疗，可以称之为"话疗"。作为听者的医护人员可以给以表情上的回应，而不是表达出不耐烦情绪。

避免不当语言

在就医期间，患者及其家属的心理特别敏感。有些语言在医护人员听来没什么，但在患者或其家属听来，可能是不好的暗示或带来不好的联想，极大影响患者的心理。所以医护人员在与患者或家属沟通中，要注意避免使用容易让人误解的、引发歧义的语言。

为抢救一位突然出现病情变化的肺心病患者，正准备为其输氧时，值班护士脱口说了一句："哎呀，没有气了！"实际上，她是指没有氧气了。原因是她由于过分紧张没将氧气表装好，导致鼻导管内无氧气流出。就是因为这句话，患者家属马上表达异议并投诉。

还有一些含义模糊的词，诸如"差不多""可能"，或者让人听着不痛快的词，如"欢迎""再见"等，也容易引起患者及家属的不满。

医护提问和告知技巧

在医院里，有些场景下的情况告知确实需要一些技巧。而提问更是如此，即使商务场合的提问都需要技巧，何况面对身心有恙的患者。

医护提问技巧

怎样才能更好地与患者交流？怎样才能从患者那里获得需要的信息？医护人员当然有必要掌握提问技巧。

问题要有针对性。提问前，对患者的情况应做基本的了解，比如了解对方病情及心理状态，而提问要有针对性，先考虑"我要达到什么目的？我这样问好不好？会不会引起患者的抵触情绪？遇到敏感问题怎样提问才能避免患者的反感？"等。

避免"哪壶不开提哪壶"。每个人都有隐私和忌讳，患者可能有不愿意让其他人知道的事情，所以医护人员提问时要学会察言观色，如发现患者不愿合作的话，则要灵活地改变话题。

一位患者需要换床位，护士问患者"陪床的呢？"患者说："没有，就我自己，大家都顾不上。"护士接着便说："都住院了，连个陪床的都没有？"患者沉默，不再说话。护士走后，这位患者马上打电话，并在电话里嚷嚷了一通，而且一连几天心情都不太好，直到家属风风火火地从外地赶来。

问话要自然、人性化。每天早上护士查房的时候，可以用问候的语气问患者："小王，昨晚休息得还可以吗？""赵阿姨，早上好！今天感觉怎么样？""头痛好些了吗？"等，让患者感到亲切自然，感受到关爱。

选择合适的提问方式。医患沟通中应根据情况，而选择不同的提问方式。

开放式提问：对答案没有暗示，可以敞开、自由回答的问题，对方可以用描述、解释、比较等方式说明他的想法和感受。例如"哪儿不舒服？"通过这类提问，可使我们获取更多资料，营造互相沟通的气氛。这种方式适合于和患者初次沟通，想对病情全面了解时使用。

封闭式提问：这类问题回答简单且固定，通常只要求回答"是"

或"不是"。例如，"你昨天头痛，是吗？"这种方式适合于已对患者有一定了解，想要确定更详细症状时用。

选择性提问：这种提问对患者的回答有限制。例如，"您两个部位疼痛的程度有差别吗？头痛厉害些还是腹痛厉害些呢？"这种方式同样适用于已对患者症状有一定了解，想要缩小信息范围时使用。

适时反问：适用于针对患者的说话进行复述核实。例如，"您今天比昨天好些了，是吗？"这类方式用于核实与患者谈话的真实性，保证资料收集的准确性。

医护告知技巧

告知的形式有口头告知和书面告知，这里只介绍口头告知。在告知中，使用一些技巧既可以达到告知目的，又能增进医患沟通效果。

入院诊断告知技巧。一般根据医生的诊断书，把入院诊断直接告诉患者及其家属。但对于危重症患者，告知的时候需要慎重。如某些癌症患者初次入院时精神脆弱，告知诊断时要和家属协商，考虑患者的心理承受能力。可以先安抚："有小部分可能变异的细胞需要进行化疗。"然后再一步一步让患者接受事实，并给予鼓励："很多人和您一样，都在积极治疗，他们和您一样坚强！"

入院制度告知技巧。住院时，从患者的角度出发，护士有义务向患者详细告之入院的相关制度："上午是治疗时间，有医生和护士来查房并实施治疗，您别出去了，外出检查请对我们说一声！""请您保管好自己的贵重物品！""为防止病情变化，住院时间请别外宿！"……

这样的话，患者听起来比较舒服，也更容易接受。如果单纯说"不准"，难免让人产生抵触情绪，使患者本来就压抑、低落的情绪更受影响。

检查及治疗注意事项告知技巧。患者刚入院时，检查项目较多，对治疗不了解，对环境也不熟悉，有时会感到心烦意乱。这时候，护士应提供帮助和耐心解释。例如，"心电图室在二楼！""您明天早上空腹抽血，今天晚上十点后就别吃东西了，不然会影响检查结果的准确性！"医护人员对患者每次告知的内容不要过多，谈吐清晰，用词通俗易懂，重点内容要反复讲述并做好解释，让患者理解并牢记。

催款告知。在临床工作中催款是一件头痛的事情。患者对这类问题非常敏感，一不小心就容易遭到患者的冷言冷语。

护士说："老李，要拿药了，什么时候去交钱？"老李烦躁地回答："又要我交钱，前几天刚交过！"这种沟通方式，无疑让患者反感，造成医患关系紧张。如果护士这样说："老李，你前几天交的费用已经用完了。今天用的消炎药是200元钱。"老李的心理接受程度必然会完全不同，便会配合地说："哦，好吧，我就去交！"

虽然催款会让人感到不愉快，但如果能在措辞、语气、语调上下点功夫，就会起到良好的效果，患者也能理解并配合。现在很多医院开始采用预存款到一卡通的方式，更方便患者及医院的管理。

医护说服患者技巧

临床中，医护人员经常会碰到患者对检查、治疗、护理、饮食、休息等问题不理解、不合作或难以接受的情况，常常需要医护人员耐心地解释和说服。怎样才能更有效地说服患者呢？

（1）从患者的利益出发，为患者的身体健康着想，以达到说服目的。比如肿瘤患者放疗时，一般需每周检查1次血常规。有的患者拒绝检查，主要是因为他们没意识到这种监测是为保护他自己而配合治疗。这时候医护人员就应该以维护患者利益的角度，告诉患者检查血常规的目的和作用。

一次，护士小刘走到王女士床前，说："王阿姨，抽血了！"

王阿姨拒绝说："我太瘦，没有血。不抽了！"

小刘耐心地解释："抽血是因为要检查骨髓的造血功能，如白细胞、红细胞、血小板等，血象太低了，就不能继续做放疗，人会很难受，治疗也要中断！"

王阿姨好奇地问道："降低了又怎么样？"

小刘说："降低了，医生就会用药物使它上升，仍然可以放疗！

你看，别的病友都抽了！抽一点点血，对您不会有什么影响的。"

王阿姨默默地伸出了胳膊。

（2）得到患者的理解。通过与患者或其家属的交流，在坚持原则的基础之上体谅并尽可能地解决患者的实际困难，让对方理解自己的行为，从而达到说服目的。

患者弟弟来到护士站，要求特许哥哥使用自备的微波炉："护士长，我哥哥子女都不在身边，我也不能经常过来，我哥有时想吃点热的都没人给送。我把微波炉带来了，请您准许使用。"

护士长说："我也很同情，但病房是不允许使用电器的。您看，我们办公室用的微波炉也需要用电许可证才能使用。这样吧，以后您哥哥的饭菜拿到我办公室来热，可以吗？"

患者的弟弟："我已经带来了，您就同意吧！"

护士长："实在对不起，我不能违反原则，也请您体谅！"

患者弟弟虽然多少有点不高兴，但还是配合地说："那好吧。给你们添麻烦了！"

（3）要考虑患者的自尊，不要随意批评。因为医患之间考虑问题的角度不同，双方会习惯性地选择不同的行为来维护自己的权益。在说服过程中，一定要照顾对方的自尊心，因为患者本来心理就比较脆弱和敏感，所以不要随意批评，如"你怎么能这样做呢？""你怎么又不抽血？就你事多！""肯定是你错了！"这些批评的话，容易引起对方反感并挫伤患者的自尊，这样不仅达不到沟通的目的，甚至会影响患者的治疗效果或引发矛盾。

医患情景沟通礼仪

人文素质好的医护人员，不管在哪种医疗场景中，都能让患者感受到亲和、信任，同时也善于把一些医疗知识和风险等告知患者，从而消除患者的抵触情绪；诊疗过程中，病情发生变化时，能及时与其沟通，向家属交代病情，不要总觉得"讲了他们也不懂"而不去讲，应让家属能充分了解和有足够思想准备，消除双方认知上的差异，避免因为认知上的不同而形成的纠纷。

在具体场景下，怎样更有效地和患者沟通，是广大医护人员都应重视的问题。

检查中的沟通

患者在检查、治疗中，医护人员可以结合具体病情和患者沟通。主要包括：向患者说明检查治疗的目的。任何检查、治疗都是根据病情的发展，为疾病的诊断和治疗提供科学依据，必须及时告知患者，使患者认同并主动参与。如果是属于新技术项目的特殊检查治疗，如磁共振、CT 断层扫描等，考虑到费用较高，应和患者商量并得到认可。

患者因对医院环境的陌生和诊疗相关知识的不熟，容易产生紧张情绪，所以要简单地介绍检查、治疗的过程以及检查治疗中的具体注意事项，以便患者配合医护人员的工作。比如做 CT 的时候是不是可以吃饭，做盆腔 B 超什么时候开始喝水最合适等。

在检查中，性病患者的心理活动最复杂，所以他们说话往往吞吞吐吐，目光游移不定。检查人员一定要一视同仁地做好检查工作。不能从表情上有特殊表现，比如盯着或者上下打量患者，甚至窃笑。

当检查结果显示患者的病情好转时，医护人员应适时地表示祝愿，如"今天的检验报告显示，你的病情有明显好转，真为你高兴，胜利在望，加油！"时不时地给患者以鼓励和勇气，使他们增强战胜疾病的信心。

总的来说，检查治疗过程中的沟通，必须围绕患者最关心、最愿意沟通的内容来交流，并通过观察患者对治疗检查的反应，及时掌握病情变化。

护理操作前沟通

在临床护理服务中，护士面对的是生病的人，不是模拟练习的假人。而人是有感情有思想的，如果只注重完成护理操作，忽略患者的心理需求，容易造成患者对护理行为的反感。护士工作繁忙，每天要为患者做各种各样的护理操作，同时要落实"以人为本、以患者为中心"的服务理念，让患者愉快地接受护理。而操作前做好沟通，能起到事半功倍的作用。

老刘因患血小板减少性紫癜住院，医嘱为止血敏、卡巴克洛肌肉注射等。护士核对医嘱后，来到病床前与老刘交流。

护士："刘大伯，今天感觉怎么样？"

老刘："还好，但皮肤有出血点，我担心病情加重了。"

护士："您是血小板减少引起的皮下出血，医生给您开了卡巴克洛肌肉注射。这个药是毛细血管的止血药，能减少皮下出血。您别怕，我会很细心地为您注射，注射以后有不适的话，您随时告诉我。"

护士细致地观察老刘注射部位皮肤有无红肿、硬结等情况，然后说："刘大伯，请您做好准备，我过一会儿就来给您打针。"

护士准备好医疗用具及药物，推车到床边，告诉老刘注射一侧的小腿要弯曲，大腿伸直，放松臀部肌肉。注射时放松，不要突然改变体位，这样能减轻疼痛。护士协助老刘找舒适的体位，然后按操作要求进行注射。在操作中，仍在沟通交流，分散其注意力，使老刘在轻松的环境中接受肌肉注射。

护理工作的操作性很强，技能熟练程度关系着患者的治疗效果。如果一言不发就操作，当然难以获得患者的积极配合，从而影响治疗。在进行各项护理操作前，应向患者解释并介绍相关知识，讲解操作目的、意义及配合方法。沟通时尽量使用通俗易懂、简洁明快的语言，让患者听清楚；同时，态度要温和，使患者获得亲切感、信任感，从而积极主动配合医护人员，顺利完成诊疗操作。

手术前的沟通

手术会使患者产生较强的紧张情绪。患者入院后盼望早日手术，一旦安排手术往往又惶恐不安，吃不下饭，睡不好觉，害怕疼痛，担心手术出意外……

手术前，护士应认真倾听、耐心回答患者提出的问题，态度诚恳地向患者介绍有关手术的情况，尽量取得患者的信赖、增加患者信心。根据不同的患者，用恰当的语言交代手术中要承受的痛苦。对手术后需用鼻饲管、引流管、导尿管及需在身上附加仪器的患者，手术前也应及时说明，让患者做好心理准备。如需做气管插管或术后放置鼻饲管而影响说话，就应事先告诉患者到时如何表达自己的需求。

王先生患阑尾炎，需做阑尾切除术。护士到病房跟他谈有关手术的情况。

护士："王先生，医师给您约了阑尾切除术。"

王先生："是啊，医师已经跟我说了。现在我紧张得要命。"

护士："您现在的紧张是正常反应。阑尾切除只是一般的手术，您不用太紧张。而且，麻醉师还会给您做麻醉。只是在麻醉进针的时候会感到有点痛。手术当中，您始终都是清醒的，医师在术中牵拉脏器时，可能会有点不适和牵拉痛。您可以做深呼吸，并努力放松自己，这样能减轻疼痛。现在我教您怎样做深呼吸。"

教完之后，护士接着说："等手术完成后，我们会送您回病房。到时我们会把床头摇高，您手术后要睡半卧位，这样一方面能减轻伤口的牵拉痛，另一方面可以避免腹部感染。"

王先生："我明白了。谢谢你，护士。"

由此可见，手术前和患者进行有效沟通是非常必要的。

签字前的沟通

为更利于检查或治疗，并让患者及家属享有知情权，患者在接受各种检查和治疗前，医护人员有必要将注意事项及可能存在的后果告诉患者及家属，取得患者及家属的同意，同时要求患者或家属签名。如果沟通良好，患者对有关检查和治疗有正确、积极的认识，会愉快地接受和配合；反之，患者会因害怕而出现不必要的担心甚至拒绝接受治疗。那么该怎样沟通呢？

医护人员首先要说清楚检查或治疗目的，并让患者及家属了解各种检查或治疗可能发生的不良后果，解释过程中掌握尺度和分寸，既要让患者及家属了解有可能发生的不良后果，又不要让患者及家属产生过度的焦虑情绪。其次，患者及家属签字前，医护人员应逐条解释，而不要将一些知情同意书交给患者自己看，因为知情同意书中有的条款患者不一定能够正确解读，从而导致错误的理解。患者及家属签字前，医护人员应注意沟通内容的重点，交流时做到详略得当，必要时对重要内容进行重复说明。

患者："护士，我听说化疗会有生命危险，是吗？"

护士："化疗是有很多毒副作用，其中最严重的就是骨髓抑制，常见的有白细胞和血小板低下，当它们降低到一定程度时就会有生命危险。但我们会采取一些措施，只要您能配合，一般都能得到预防和控制。"接着，护士向患者介绍相应的措施和注意事项。

患者："你这么说我就放心了"，痛痛快快地签了字。

手术后的沟通

患者经过手术，尤其承受大手术后，一旦从麻醉中醒来，便渴望了解手术效果。由于身体组织受到程度不同的损伤，会感觉到伤口疼痛，加上身体不能自主活动，容易产生焦躁不安的情绪。

作为医护人员，手术后应尽量保持亲和的表情，不要铁青着脸，让患者或家属误以为手术有问题。

医护人员和患者的沟通应注意两方面：一是手术效果的告知。不是所有的手术都能成功，对于手术无法治疗的疾病，必须根据患者的知情要求和患者对不良信息的处理能力进行沟通。二是沟通的内容应主要是术后的健康促进和健康维护，如术后的注意事项（像注意翻身、生活护理、适当活动和休息等）。对患者的不适如疼痛、活动受限和心理反应等，应充分理解，同时帮助患者缓解疼痛，减轻抑郁反应，使患者顺利渡过手术关，争取早日恢复健康。

分娩前的沟通

分娩对产妇来说是一种压力。由于产程较长，产妇容易产生焦虑、紧张和急躁情绪。同时，入院后由于环境的改变，产妇会产生陌生和孤独感。这就需要医生、护士或助产士通过产妇的言语、姿势、感知水平及不适程度，评估其心理状态，鼓励孕妇提问，并对错误概念加以澄清，耐心地向孕妇讲解有关分娩准备方面的知识，针对孕妇的焦虑和恐惧的特征性心理反应，给予恰当的心理支持。并介绍分娩镇痛的知识，帮助孕妇减轻分娩时的不适感，鼓励家属参与及配合，使孕妇对分娩充满信心。

由于护士懂得正确的妊娠、分娩知识，向产妇提供正确的信息和合适的安慰方式，可以让产妇有充分的思想准备，增加自信心和自控力，消除顾虑和恐惧心理，减少因不良心理状态引发的"心理性难产"的发生率。

一位由家属陪伴的孕妇来到病房，护士热情上前迎接，主动将其搀扶到病床休息，和蔼地与孕妇沟通。

小刘："李姐，您好！我是护士小刘，您有什么要求尽管对我说，我会帮助您的。"

孕妇："谢谢你，小刘。说心里话，来到医院是既高兴又有点担心。我害怕生的时候太疼，担心难产……"

小刘："分娩是一个自然的生理过程，没有必要太紧张。分娩疼痛和不少因素有关，您可能听到很多对分娩不正确的传言，加上您对分娩缺乏了解，所以觉得特痛苦。其实啊，确保分娩安全、无痛苦也是我们的责任，我们会选择安全、有效的镇痛方式，还会教您一些应对技巧来减轻分娩的疼痛。只要您尽可能保持轻松的心态，积极配合就行了。"

孕妇："去年我的一个同事生小孩时难产，特别危险。我害怕自己也难产……"

小刘："李姐，我刚才也看了您的产前检查。您的胎位正常，整个妊娠过程顺利，没有发生高血压、水肿或其他不好的情况。而且，产房有医生、助产士，她们的技术都是一流的，能正确指导您怎样更好地配合分娩，如果有什么特殊情况，也会及时与您家人取得联系，您不必过分担心。"

听完后孕妇微笑而自信地点了点头。

出院时的沟通

患者经过一段时间的住院治疗，大多数都能够康复出院。出院时的医患沟通应包括：向患者及家属交代回家后的注意事项；介绍活动与休息的关系以及有关锻炼方法；继续用药的用量、服法、药物副作用及注意事项；如需复诊，告知复诊时间、所带材料、方法等。

还有个别患者，由于疾病的原因，出院时病情不但没有得到控制，还可能进一步恶化，和这一类患者沟通时，医护人员应充分理解患者及家属的心情，注意态度温和，同时要给予患者信心与希望。

患者即将出院时，护士还应具体结合患者的病情，做好出院后治疗护理的相关知识指导，时间最好不要选择出院当天，而是在治疗临近结束，或者在出院前几天。将重点内容写成书面提纲，出院的时候再交给患者，以免患者忽略和遗忘。

患者出院时，主治医师、主管护士时间允许，可以送到病房门口、电梯口。和患者告别时可以说些"多保重，请记住复诊时间""请按时吃药""请注意休息"。也可以根据病情、天气等情况进一步给予关怀性嘱咐，如"外面风大，请注意戴好帽子"。送到病房门口时，要等患者走出一段距离再离开；如果是电梯口，则等患者走进电梯、电梯门关闭后再离开。不要说"再见""欢迎再来"之类的话。

特殊岗位沟通技巧

医院不同的岗位，鉴于工作特点，沟通的要求往往也有所不同。

导医岗位

为方便患者就医，各医院纷纷推出导医服务（也称为导诊、分诊服务），为患者提供更多便利与帮助。导医是医院的窗口岗位，除做好咨询工作外，还有分诊、导向、扶助、现场管理和应急处置等作用。现在，医院是否设立导医、能否发挥导医的积极作用，已成为检验一个医院是否"以患者为根本"的重要标准。

导医需要做到文明服务、礼貌待人、细心周到，做到口勤、腿勤、眼勤。熟悉医院各主要医疗科室、检查科室的所在位置，各科就诊时间和专科专家门诊时间，医院规章制度和便民优惠措施等，以便更好地为患者提供信息咨询、分诊指导，为患者就诊提供方便。可以说，导医应是事事通、医院通。

导医应经常巡视门诊大厅，热情、主动、礼貌地接待患者，对患者的问题做到有问必答，百问不厌。遵守医疗制度，合理安排检查项目，引导患者挂号、候诊、检查，以缩短患者就医等候时间。条件允许时，还可以给等候的、允许饮水的患者倒上一杯水，并送上宣传资料以让患者了解医院情况。

患者走进大厅后，主动迎上前，轻声问候："您好，请问您有什么需要帮助的吗？"

如果患者说找××人或××部门，告知××人或××部门的具体方位，当导医台有多位导医，可以把患者带到相应部门。

如果患者不知道该挂哪科时："请问您有什么不舒服？我们医院分科较细，不同病情由不同的专家接诊。"问清患者的情况后告知："您这种情况应挂××科"，然后指示给患者具体在哪里挂号，以及患者要去科室的具体位置。

对病情危急的患者，护送到急诊室；遇到老、弱、残、病重等行动不便的患者及时上前询问病情，协助填写就诊卡、挂号，陪同重病患者就诊。需要陪同患者检查时，对年老体弱、行动不便者，可以在征求意见后进行搀扶，在细微环节中体现出良好的医德风尚。

凡用车辆送来、担架抬来的、步态不稳的急诊患者，立即出大门接诊，并送急诊科处理。

在引领患者、与患者沟通中，还可以主动、简洁地介绍院容院貌、医院的先进设备和技术水平、特色专科，借此扩大医院声誉，取得患者的信任，树立患者诊治疾病的信心。

挂号窗口岗位

去窗口挂号是必须经历的第一个程序，是患者要经历的"第一站"，对于医院及医护人员第一印象的形成，起着非常重要的作用。所有挂号窗口岗位的医护人员，无论是个人形象、举止行为还是工作职责的履行上，都必须高度自律。

"无事不登三宝殿"，来医院就是为治病，所以患者及患者家属的心情都是焦急的，恨不得不用挂号收费直接去找医生。所以挂号窗口医护人员准时开窗、挂号准确、迅速。而且，对于个别因焦急上火而态度不好的患者，医护人员应该不予计较，并且以自己的行动做好医院印象的"第一站"。会用、善用文明用语，礼貌待人，有问必答，态度积极。

只要法律法规没有禁止分币流通，窗口就不能因清点麻烦而拒收。

收付现金，坚持唱收唱付，票款当面点清。递钱款、票据时注意语言提醒。

初诊患者在填写病历手册的时候，窗口人员有义务指导患者正确填写。

为患者挂号时，还应注意维持窗口前的排队秩序。人多、有患者插队时，没有其他人维持秩序，挂号窗口就应担起这个责任，维持排队秩序，以尽可能提高挂号速度、方便患者。同时也要避免自身变相插队，如不要因为熟人来挂号就特殊处理、提前挂号。当然，对持有"优诊卡"人员应该予以优先挂号，其他患者有意见时给予解释。

收费窗口岗位

准时开启收费窗口，以整洁、规范的着装，亲切的微笑，迎接患者的到来。

核对姓名，严格执行医保制度。

收费窗口，往往涉及大量现金、账目，所以必须思想集中。不但要唱收唱付，当面点清，还有必要对大面额钞票进行验收，避免错收、漏收。递送票款的时候，应核对、确认姓名，并严格执行医保制度。给患者找的零钱、递送票据，同时用语言提醒。对"优诊卡"人员优先收费。如有患者对金额有异议，必要的时候需要重新核算。有无法结算的单据需请交费者找医生重新开方，并主动帮其和医生沟通。做好与患者的解释沟通工作，避免让患者以为窗口推托责任。

药房岗位

药房岗位医护人员更应体现严谨、认真的工作作风。所以工作期间着装整齐，仪表端庄，不离岗、不干私活，不吃零食，不看报刊，不玩手机，不扎堆闲聊。

鉴于药房岗位的特殊性，药房医护人员在配药的时候，要对配方"三查""三对"。"三查"：查处方错误，查配药禁忌，查药品质量；"三对"：对药名，对剂量，对用法。如果确实对个别药品的剂量有异议或对药名辨识不清，一定要和医生核对后再配药，不能"我猜""估计是"。现在基本都是电子系统，不用看手写处方，方便很多，同时减少差错。有的医院还引进自动取药系统，从审核药方到抓取药品送到发药窗口，更快更精准。

发药时必须核对姓名、药名，写清并口头交代服药方法及剂量，对特殊药物应标注或向患者讲清楚使用方法。

皮试药物有醒目阴性或免试标志方能发药。负责解惑释疑。对持有"优诊卡"人员优先配药。把配好的药，递送到患者方便拿接的地方，并用语言提醒。

医护文明用语

使用文明用语，是专业、训练有素的体现，更是规范化服务的基本要求。使用文明用语，应注意用语符合伦理道德原则，避免使用伤害性的语言，并注意语言的安慰性和教育性，使之更利于医患沟通。

文明用语要求

礼貌谦虚。根据不同的患者分别运用，做到语调柔和。语调柔和是指随时调整自己的嗓门，尽可能使声音听起来柔和，避免严厉强硬的语言，以起到增强语言感染力和吸引力的作用，为自己塑造温文尔雅的形象。如与初识或熟人相遇，应用简洁、热情的语言互致问候。在与人交往中，接受他人的帮助，哪怕是微小的事情，都要领情并感谢。而给他人带来麻烦与不便，要用道歉语表达歉意，道歉态度诚恳。躲躲闪闪，轻描淡写的态度只会引起更大反感，加大情感的间隙。礼貌谦虚的形象，无疑会给人留下亲切和友好感。

语速适中。指讲话速度不要过快，避免连珠炮式的说话方式。应该尽可能地娓娓道来，给患者留下稳重的印象。连珠炮式的说话，患者听着费劲，而且容易弄混所讲内容，造成不必要的麻烦。

老常上午要做血液透析，护士正在给他做健康教育。护士一边整理治疗盘内的杂物，一边对他说了一大通，而后端着治疗盘准备走了。突然护士回过头来问："老常，您听明白了吧？"老常："你说得太快了，我记不清。"

语态专注。说话时应和患者或患者家属有眼神交流，不要东张西望、漫不经心，不论患者的身份高低，都应一视同仁，并尊重患者的人格，维护患者的权利。

某医院，一名女患者突然"哇"的一声痛哭起来，接诊她的医生吓了一跳，不知道发生了什么事情。原来，这位患者进去的时候，医生没有看她一眼；等她讲完了病情，医生仍然没有抬一下头；最后开处方时，医生跟她说话还是没看她。她实在受不了医生的这种冷漠才痛哭失声的。

适景适情。文明用语的使用，应适用于具体的情况，不能乱用。否则，不仅得不到良好沟通的效果，更有可能引起误解。

杜绝市井语言。有些市井语言过于随便，医护人员随便使用会显得缺乏基本修养，从而让患者丧失安全感。比如，当询问患者名字时，应说"您的姓名是？"不能随随便便地说"叫什么？"同时根据患者年龄、性别、外貌，考虑一个恰当的称呼。迎接患者入院时，避免说"欢迎光临"，在送患者出院的时候，避免说"再来啊"等。（见图 7-3）

具体文明用语

根据医护人员的工作特点，常用的文明用语有：

请、您好、谢谢、对不起、请慢走。

请坐、您哪不舒服？

让您久等了。

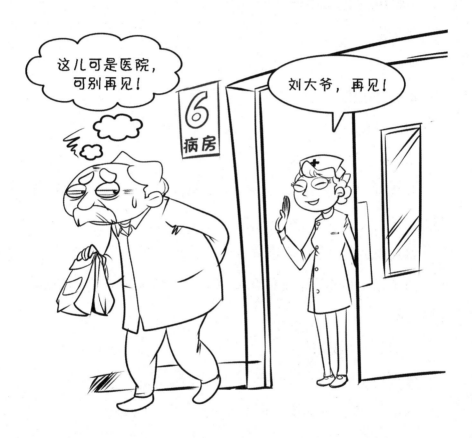

图 7-3 和患者说话注意用语恰当

别着急，请慢慢讲。

请放心，我们一定全力以赴。

请躺好，我为您检查一下。

请安静。

谢谢配合。

请您按时服药。

请您多保重。

请您提供一下诊疗卡。

收款前："您好！一共 ××× 元，请问您是现金还是刷卡、微信、支付宝？"

接到钱款查验后："收您 ××× 元。"

将单据及找补的零钱交给患者时："找您 ××× 元，请点清，请慢走。"

请到注射室做皮试。

您有什么疑问吗？请稍候，我来帮您查。

对不起，给您添麻烦，请原谅。

打、接电话时："您好，××× 或 ×× 科室。"

患者要去其他窗口取药，指示并说："请您到 × 号窗口取药。"

取药时交代服用方法和注意事项后："请您拿好""请慢走。"

医护沟通忌语

一位患者来到医院，经过长时间的排队，好不容易见到医生。医生边拿过他的化验单，边说"晚了晚了，太晚了"。患者一下跌坐到地上。这时医生说了第二句话"你来得太晚了，我都要下班了……"

虽然这只是一个幽默段子，但告诉我们医护人员沟通要注意，绝对不可以说容易产生误解的话。这是医患顺利沟通的重要条件。

穿上白大褂，就不能乱说话。医护人员必须对自己说出口的每个字、每个表情负责。公认的医护人员要命的四句话"你来晚了""没治了""回家吧""早干什么去了"。这样的话，往往极大地打击患者及家属的治疗信心和对生活的期望，产生不良后果。除此外，医护人员还有六类服务忌语要时刻注意。

不尊重、命令式

快躺（坐）下，别耽误时间。

喂，××床，去××做检查（不称呼姓名）。

把裤子脱了（把衣服撩起来）。

长那么胖，血管都找不到。

还没到点呢，都出去。

出去，外面等着。

越忙越来凑热闹。

侮辱人格、讽刺挖苦

有什么不好意思，都这个样子，还装。

有什么不好意思的？都这份上了！

这么大个人了，什么都不懂。

活该，自己作的。

痛，谁叫你要孩子。

没钱就别来看病。

干吗起个这样名字，叫起来多别扭。

你这样的见多了，有什么了不起。

挂一次号要看一辈子病吗？

不耐烦、生硬

别啰唆，快点讲。

×医生去哪？我怎么知道。

你这人事儿真多。

没什么，死不了。

怕痛，别到医院来。

治病，哪有不疼的。

嫌慢，你怎么不早来。

现在交班（开会、结账）外面等着去。

这是法律、法规的规定，你懂吗？

上面都写着了，自己看吧。

查户口吗？你管我姓什么？

催什么，医生不在忙着吗？

你看病，还不知道挂哪个号？

长这么大没生过病？

门上写着什么呢？这是你要找的科室吗？

在这儿签个字，快点！

瞧这破血管，扎都扎不进去！

不负责任、推脱

这事别来找我，我不管。

谁答应你的，找谁去。

快下班了，明天再说吧。

我下班了，找别人去。

机器坏了，到别的医院去吧。

这儿治不了，去别的医院吧。

嫌这儿不好，到别处去。

有意见找领导，就在 × 楼。

嫌我态度不好，我又没请你来。

你怎么这也不愿查，那也不愿查，还看什么病。

没零钱，自己去换好再来。

医生开错了，找医生去。

我就是这个态度，你去告好了！

这事别找我，我管不了！

含糊不清、增加疑虑

你这病，是好是坏，说不清（准）。

你这病我看是思想病。

这事（手术、病）可不太好办呀！

反正查了，先拿点药回去吃了看看吧！

看看吧！快不了。

也许不要紧（没关系）。

能吃什么就吃吧，能吃得下去就不错了。

让人引发不好联想

欢迎光临。

欢迎您再次光临。

再见。

晚了。

不行了。

没气了。

老吴因病进了手术室。一家人焦急地在手术室门口等待。半小时后，手术室的门开了，两位护士面无表情地走出来，边走边咬耳嘀咕，其他内容没听清，但其中的"……不行了……"却听得真切，老吴的老伴一下子瘫坐到地上。这时医生出来了，见此情景赶紧上来搀扶，边搀扶边说"大妈，您怎么了？大叔的手术情况很好，休息几天就没事了……"老吴的儿子当即向医院投诉了那两位护士。

患者临终关怀

临终关怀又称善终服务或宁养服务，是对疾病末期、癌症晚期的患者提供以照料为主、提高患者生命质量的一种服务方式，目的是减轻患者精神和肉体的痛苦，使他们尽可能舒适、安详、无痛苦地度过人生最后时刻。临终关怀不仅包括对患者的照料，还包括对患者及家属必要的心理护理和帮助。

对医护人员要求

鉴于临终关怀的工作性质，要求医护人员特别是护理人员加强自身修养和心理品质的培养，掌握熟练的护理技术，有高度的责任心、同情心和仁爱心，在患者面前随时注意自己的言语和举止，特别是在诊疗护理操作时经常和患者思想沟通，自始至终要表现出冷静、大方、沉着、认真负责的态度。使患者对护理人员充满信任，消除心理压力和顾虑，带着欣慰、满足、安详、平静的心情走完人生旅程的最后一步。

做好关怀工作

美化生活环境。病房的环境布置宜家庭化，尽可能减少对患者的干扰，对患者物品放置没有硬性规定和限制。患者因长期受疾病折磨，身体抵抗力低下，从熟悉的家庭或单位来到陌生的病房，往往会产生不良的情绪，因此患者的房间要光线充足、温暖、整洁和安静，并摆放一些患者平时喜爱的鲜花和物品，营造一个温暖舒适、整洁明亮、气味宜人的治疗环境。

保证营养餐饮。根据患者病情、口味和饮食偏好，提供有营养、易消化、吸收的餐饮，少食多餐，注意变化饭菜花样。

日常生活料理。为加强生活护理，为患者洗脸、剪指甲、擦浴、梳头、翻身，更换床单等；保持皮肤的清洁舒适，维护患者尊严。要注意勤翻身、拍背，勤整理，勤更换，预防褥疮、肺炎等并发症。另外，还要定时擦洗皮肤，协助患者翻身、按摩受压或疼痛部位，采用各种皮肤保护等方法避免褥疮发生或减轻损害程度。

缓解患者痛苦。临终前的痛苦主要来自肉体和精神两个方面。躯体疼痛处理可以用医学手段，对各项治疗和护理事先做好沟通以取得配合。出现拒绝治疗和护理时，需要耐心地多沟通，绝对不能采取冷漠的态度。而精神上的痛苦，则需要通过医护人员及家属齐心协力，比如主动倾听患者诉说等。

解决基本生理需要，控制排泄紊乱。便秘或腹泻、尿储留或尿失禁给临终患者带来很大痛苦，尽早采取预防措施和解决办法改善其临终生活质量。

配合亲人关怀。患者在临终弥留之际，多会意识到自己将会离开人世，因此特别希望自己的亲人来探望和守候，见上最后一面。医护人员应尽量满足要求，多说些鼓励和安慰的话，和家属配合，使患者从复杂、痛苦的心态中解脱出来。

对术后患者加强防感染措施，防止患者伤口发生感染；对昏迷患者应保持呼吸道通畅，及时清除口、鼻腔分泌物，协助翻身并做按摩，及时更换衣服、床单，保持清洁，防止褥疮发生；对大小便失禁患者，做好皮肤的清洁。还要做好口腔护理，增进食欲。

注意心理护理

心理护理是临终关怀的重要内容，贯穿于临终护理的全过程。

临终患者和家属的心理状态极其复杂而敏感，特别需要医护人员的关怀和尊重。大部分临终患者对治疗往往失去信心，有的对死亡充满焦虑、悲痛；有的甚至绝食，拒绝治疗及亲属的照料。医护人员应理解、宽容患者，耐心倾听他们内心的痛苦，选择适当的时机，诚恳、耐心地劝说、开导、安慰患者，帮助患者和家属共同面对现实，正确认识病情，了解死亡是客观规律，使患者对疾病的现状、发展和治疗做到心中有数，从对死亡的恐惧与不安中解脱出来，建立相对良好的心理状态，以配合临终护理。

鉴于患者此时心理的敏感，医护人员的负面心理会给临终患者带来不良影响。这就要求医护人员克服过分紧张、淡漠逃避、缺乏理解、不良暗示等表现，在患者面前应冷静、沉着、认真，注意语气、语调及举止，为患者及家属提供良好的心理支持。绝不能把自己的不良情绪带到工作中，更不可把怨气发泄到患者或家属身上。

注意加强关怀照顾，安抚患者家属。一方面通过对患者的关怀照顾，使家属的心理得以安慰，另一方面使家属对患者的预后有正确认识，在有充分心理准备的基础上，积极主动地配合医护人员，完成对患者的临终关怀，从而使患者"善终"，使亲属心慰。

患者去世后，对怀有悔恨或绝望心情的家属进行劝慰，鼓励家属宣泄感情，劝导家属找知心好友尽情倾诉悲哀心情，安慰并帮助丧亲家属正确面对现实，树立重建生活的信心，让他们尽快从悲痛中解脱出来，回归社会。

医护人员心态调节

医疗行业的特殊性，使得医护人员面临着极大压力，不仅是工作强度的问题，更是来自心理压力：治愈患者的渴望和当下医疗手段不足的矛盾，以及来自部分患者的不理解。

要想不让压力占据头脑，调整心态是保持乐观的关键。

不要养成消极的思考习惯，遇事多往好处想，努力在消极情绪中融入一些积极的思考，把压力视为鞭策前进的动力。患者的投诉、工作的失误，都是宝贵的经验积累，也是从医路上的磨炼，吸取教训避免类似问题再次发生。

中青年往往争强好胜，面对强大的工作压力和工作中的不顺心，也容易出现过于强烈的情绪反应，甚至出现过激行为。每当此时，思维会变得狭隘、情绪难以自控而失去理智。因此，医护人员要学会理智调节，无论遇到什么事件，产生什么情绪，都应唤回理智，用理智的头脑分析并进行推理，找出产生不良情绪的原因，从而保持心理平衡。

还需要我们适当转移注意力。这种调节方式是心态调节中必不可少的。主要包括运动、旅游、培养其他兴趣等。可以外出参加一些娱乐活动，或者外出旅游，换换环境，因为新奇的刺激可以使人忘却不良的情绪。运动可以提高人体的机能、知觉和控制力，增加血液循环，调节心率，改善机体的含氧量，让人的精力和情绪在短时间获得提升，也是一种很好的宣泄。还有像养些花草、宠物或听音乐、练习书画等，都是不错的调节方式。

适当对外交往也是调节心态的好方式。交往更重要的是情感与思想的交流。所以当心情不好时，不妨向同事和朋友交谈倾诉一番，往往能起到良好的心理调节作用。

小提示大道理

良好医患沟通，有助于医患双方相互理解，保证医疗工作顺利进行；也是医学人文精神的需要；更是提高医疗服务质量、防范医疗纠纷的基础。

第八课

行政后勤办公礼仪

THE
EIGHTH LESSON

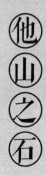

他山之石

因为小杨的处理不当，在全市医疗行业的行风评比中，医院被评为最差，被通报批评。

小杨是医院的行政人员，按理说行风评比和小杨无关系。但偏偏就有一个患者的电话打到了小杨的办公室，咨询医疗问题。小杨当时手头正有其他事宜，再加上对方说话有点口音，几句话之后小杨就有点不耐烦，患者问什么都以"这个我哪知道""你自己去看看"应付。谁知对方居然将这段电话录了音并放到网上，引发网友一边倒的批评。正值全市行业评比，被评为最差也在所难免了。

医院行政后勤的办公礼仪，既有普通单位办公行政的特点，又有其特殊性——为一线医疗服务。不管你是哪个岗位，代表的都是医院的形象。

医院的行政后勤岗位的内外交往，鉴于行业的特殊性，有其自己的特点。

办公环境礼仪

办公，不仅是对本单位内部，也有对外的迎来送往。举止行为如何，事关工作效率和医院的形象。

维护办公环境

维护办公环境，看似是小问题，实际上体现的却是一个人对工作的态度。同时，整洁、规范的环境，也更利于身心舒畅、高效地工作。

自己的桌面必须整洁，工作时间不放除手机、台历、水杯之外的其他私人物品。

每一种办公用品或文件，都应放在固定地方，使用后放回原位。水杯也应放在固定的地方，避免因乱放而碰倒水杯、弄湿文件的现象。

不在有电脑的办公桌上吃有碎屑或汤汁的东西，雨雪天将鞋底处理干净再进办公室并放好雨具，不随地吐痰、不直接往垃圾筒里吐痰，地上有方便捡的垃圾主动捡拾起来扔进垃圾筒……

无论接打电话、使用办公设备，或者说话、走路，还是取物放物都不应制造噪声，并尽可能降低不必要的声音，避免惊扰其他同事办公。让人反感甚至恶心的声音，必须去无人的场所或者卫生间解决，如清嗓子、擤鼻涕等。

洗手间不是个人专用，一定要照顾到他人的感受。"来也匆匆，去也冲冲"。手纸进纸篓，用手开关门而不是用脚。

注意职场文明

身在工作场所，必须注意举止、语言文明。

往来接待结束后，将一次性杯子放到指定地方，其他杯子清洗后归回原位。

自来水，能用小水就不用大水，用过之后随手关好水龙头。

夏天的空调温度开在 26℃，人体舒服、健康，也最环保节能。

最后一个离开屋子时，养成随手关好门窗并关闭电源的习惯。

进他人办公室先敲门，即使门开着也应如此，获得允许后再进入。离座时，把座椅归回原位。

有抽烟习惯的，在非抽烟区或有女士、孩子、患者的场合都不应抽烟，这是基本礼貌。想吐痰或擤鼻涕时，应该回避，不当众"展演"。（见图 8-1）

工作场合不可以爆粗口，即使是口头禅也不可以。

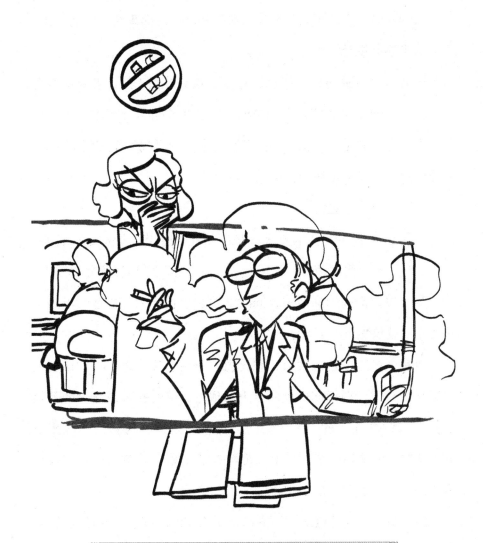

图 8-1　不要在非抽烟区抽烟

对于他人的问路，礼貌、清楚地告知。

遇到同事、领导主动打招呼。遇到参观医院的来宾，主动礼让。

公务着装规范

医院行政后勤岗位，特别是有重要的对外往来时，着装应符合规范要求。而医护岗位在本单位的对外往来，可以穿着本岗位工作服。下面介绍的是工作服之外的着装要求。使医院工作者用更职业、专业的状态面对工作场合，彰显医者风范。

（1）男士公务着装

工作场合的穿着基本要求就是：不穿牛仔装、运动装、背心、短裤、乞丐裤、带状凉鞋、沙滩鞋、拖鞋、布鞋、白袜子等。

很多单位都提倡穿西装，同时穿西装也被认为是尊重严谨的交往规则、礼仪惯例的表现。

西装上衣选单色的西装，藏蓝色、灰色或棕色都可以。西装上衣另配西裤时，西裤的质地应和上衣接近，颜色接近或深于西装上衣。上衣的最佳长度，是手臂向前伸直的时候，衬衫袖子能露出1~2厘米。单排扣西装，最下面那粒扣子不系。西装内侧胸袋放轻薄物品，外侧下方口袋不放物品。

西裤裤长以盖住鞋面、不露出袜子为宜。忌挽、卷衣袖或裤筒。西装裤子侧面的口袋只放不影响裤形的小件、轻便物品，最好不放物品。而后侧口袋不应放物品。

正式场合，搭配西装的衬衫首选白色。正式场合的衬衫不应有图案，细小的几何图形除外。单穿衬衫，衬衫口袋不装影响其版型的物品；浅色衬衫，衬衫口袋不应装钱，尤其是穿浅色且较薄的衬衫时，映出里面"红色的票票"。不打领带时解开衬衫领扣。工作场合，天气再热也不能撸、卷衬衫袖管。

皮带一般应是黑色皮质，但穿棕色皮鞋时可以用棕色皮带。皮带头要求简洁，应是自动扣。

和西装配套的鞋，选深色、单色皮鞋。黑色牛皮鞋和西装最般配，棕色也可以选择。皮鞋不可以使用金属鞋掌。

系带皮鞋是非常正规的选择，三截头皮鞋最为正式。平时，船形皮鞋、皮面带有小透气孔的皮鞋也可以穿。

袜子一般是深色、单色，以黑、深灰、深蓝色为宜。

出席重要场合，如签约、重要会议，参与会见重要人士等，都应穿着正式，也就是穿西装、白衬衫、领带、系带皮鞋或三截头皮鞋。

当然平时也可以选择休闲款式的西装，往往是不收腰身的宽松式，颜色、款式上有更多选择，有的肘部打补丁，有的采用木纹纽扣等。面料选择余地较大，像棉、麻、丝、混纺等常规选择外，毛、皮、各类化纤织物等，都可以选用。与之配套的服装也相对休闲一点。内穿的可以是T恤或亮色衬衫、牛仔布衬衫、半高领羊毛衫、polo衫等休闲式装束。裤子质地可以和西装上衣接近，或者是卡其布。休闲时可配牛仔裤。

（2）女士公务着装

工作场合裤装、裙装都能穿，但不宜穿紧身的健身裤。而在重要接待、签约、重要会议、拜会重要人士等正式场合，不应该穿牛仔裤。

套裙是工作场合的首选。套裙即上衣是女式西装，下衣是裙子。穿两件套裙装，上衣和裙子可以是同一颜色，也可以用上浅下深或上深下浅两种不同的颜色。穿同色套裙，可以用不同色衬衫、领花、丝巾、胸针、围巾等饰品来点缀。同时，套裙的主要色彩不应超过两种，其主体图案不宜是大型花卉、宠物、人物等。裙子最短不短于膝盖以上 15 厘米。衬裙颜色接近或浅于外裙颜色。穿连衣裙，裙子应有袖子。穿吊带式连衣裙时，应外加西服上衣或者外搭开衫。

肉色、黑色、浅灰、浅棕色等单色袜，一般和同色裙子搭配穿着，其中肉色袜是最常规选择，也可以和所有颜色的裙子搭配。穿裙子不宜外露袜口，并且网眼、镂空，或印有异色图案的丝袜不宜和正装搭配。

工作场合的鞋，应是黑皮鞋或和裤子、裙装颜色相近或互补的、高跟或半高跟，船式皮鞋或盖式皮鞋，前不露趾、后不露脚跟的皮凉鞋是其次的选择，这些都是职场规范的皮鞋。没有严格要求时，平时也可以穿凉鞋（穿凉鞋时不可穿袜子，并且不配西裤）、皮靴等。但在正式接待、拜访、会议、签约、仪式等正式场合，应穿规范的皮鞋。

不穿超短裤（裙），及颜色过艳、款式过奇、过小或过露的服装。不穿小皮裙。避免内衣外现，不穿吊带装、短裤，拖鞋、鞋跟过高的鞋、钉金属鞋掌的鞋、运动鞋。

日常办公接待

谦恭有礼，人人欢迎。在医院的工作接待中怎样做到有礼、高效，体现出对来宾的欢迎及树立医院的良好形象，这是需要考虑的问题。

接待前准备

了解对方的身份、人数、单位、来访目的和注意事项，以及希望会见我方的部门、人员。对于重要来访者，还应了解是否需要安排住宿、用餐。

院方是否需要准备会议室，会谈现场是否需要布置，是否需要准备文件材料，准备茶水或矿泉水，院方哪些人员参与接待，是否安排车辆接送、陪同用餐等。

对于外地的重要客人需要去机场车站接时，还要了解所乘交通工具，到达的具体时间。

机场车站迎宾

需要去机场、车站迎接时，确认好来宾到达的时间，提前告知对方谁接、手机号码，以及具体在什么位置恭候，车型车牌号等。

可以使用接站／机牌，专门制作的"欢迎×××"接站／机牌，在约定地点，举牌恭候。对于经常有工作往来的合作单位，如果不是重要来宾，安排来宾熟悉的司机去接就可以。提前到达约定地点等候是起码的礼貌。

见面后，微笑并握手问候寒暄是必要的，这也是在传递友善与热情。

上车时请来宾先上，打开车门，并以手示意，等来宾坐稳后，为来宾关好门，自己再上车。下车时，自己先下，为领导或来宾打开车门，请其下车，并协助提拿大件物品。

待客礼仪

"出门看天气，进门看脸色。"做客最怕见到冷遇，所以我们在接待中对任何来宾都应显示出友好和热情。

（1）举止规范

对于重要来宾，可以到单位门口迎接。而平常普通的接待，等来宾到达时，到办公室门口或直接在办公室起身迎接。

如果己方多人迎接，可以列队相迎，使来宾逐一按顺序握手，避免忙乱。

接待过程中，陪来宾走路，请来宾走在右方。主陪人员和来宾并排走，其他陪同人员走在来宾和主陪人员身后。在走廊里，应走在来宾左前方几步。接待引领的过程中不要一言不发，而是做好语言关照，特别是走到特殊环境的地方，比如转弯、上楼梯的时候，以手示意，并礼貌地说"您这边请"。出于安全和礼遇，上楼梯时请客人在先，下楼梯时自己在先，有扶手的一侧尽量让给客人。（见图8-2）

乘电梯，无专人驾驶时，应自己先进控制电梯，再请来宾进。本人亲自操作，则客先己后，到达目的楼层时请来宾先出。快到达接待室或领导办公室时，提前告知"这里就是×××（所要去的地方名称）"或"这里是×××办公室"。要先敲门，得到允许后再进。外开门，请来宾先进；内开门，自己先进，拉住门，再请来宾进。最好是反手关门、反手开门，这样才能始终面向客人。

（2）怎样敬茶水

不论什么来宾，给来客敬茶是基本待客之道。

有多种茶水可供选择时，用封闭式提问方式，即具体列出有哪些茶水，询问来宾喝哪种。

为来宾泡茶，可用有盖、有杯把儿的瓷杯。用盖杯泡茶，先用茶叶勺取茶叶，或者把适量茶叶倒入茶叶筒的盖中，再从盖中倒入杯中，避免用手触碰。放好茶叶后，加入约1/3杯开水，估计茶叶差不多泡开的时候，再为来宾加入适量开水。然后双手奉茶。

中途续水可以用右手拿着茶杯盖，实在不好拿时将茶杯盖要放在茶几上，盖口朝上；茶水不要倒太满，讲究"茶浅酒满"，一般倒满茶杯的2/3左右。用一次性杯子时，放入茶叶后一次性倒入约为茶杯2/3的水就可以了。从来宾的右边奉茶。

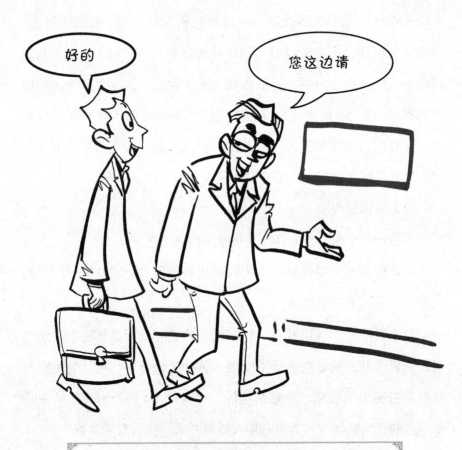

图 8-2 接待引领中注意语言关照

敬茶先客后主。多位来宾，一般按身份高低为序依次敬茶。奉茶的具体步骤：用茶盘时，先把茶盘放在茶几上，用右手给来宾递上，轻转茶杯方向，将杯把手转到客人方便拿取位置，再以手势并请客人慢用。手指不要搭在杯口上，也不要让茶杯撞到来宾手上。如果妨碍来宾交谈，要先说一声"对不起"，或"打扰一下""请用茶""请用茶，小心烫"等。

当然，也可以用瓶装水待客，就更省事，只是不必主动替客人打开瓶盖，当发现对方无力打开时，再上前帮忙。

注意送客

除非有重要的事需要马上处理，并且主要事宜双方都已经落实，才可以主动暗示结束接待工作，否则接待方不宜主动结束，以免有"赶人"之嫌。

来宾起身告辞时，应客气挽留，不能来宾一说要走，马上站起相送，这就有逐客的嫌疑。

来宾执意要走，也要等他们起身后，自己再起身相送。

远客分别时再说些诸如"请慢走""再见""欢迎下次再来""合作愉快""祝一路平安，万事如意"等道别的话。"一路走好"这样令人误会的话，不要在道别时讲。而"一路顺风"也不应在送机时使用。

把来宾送到门口的时候，应站在门口目送一会儿，等来宾身影消失后再回。不要来宾刚走两步，回头发现主人早已不见了，很难让来宾相信你接待的诚意。同时，返回房间后，关门动作要轻。客人刚出门就听到重重关门声，难免会有其他联想。

送客到车站，条件允许时应等车辆开动并消失在视线以外后再走；送贵宾到机场，最好等来宾通过安检再走。送别的时候，不可以表现得心神不宁或频频看表，以免使人误解成催他赶快离开。

必须提前返回时，一定要向对方诚恳说明理由并致歉。

不同的迎送礼仪

对于因公来访，迎送是基本的待客之道。在哪儿迎接，送到哪儿，也都各有讲究。

办公室迎送礼仪

一般的日常来访，可以在办公室门口迎客。客人到达后，立即快步上前相迎，保持微笑，主动握手并问候，然后邀请到合适的地方请客人入座。不可以在自己座位上坐着不动和客人打招呼。临时有事而不能出面接待的，应告知对方并表达歉意，同时安排相关同事迎候、接待。事后应立即出面接待，并再次致歉。

客人离开时，等客人起身后自己再起身。同行时走在客人后方；客人不识路，则走在客人左前方引路。可以送到办公室门外或电梯口。挥手道别并目送客人离开你的视线后再返回。

电梯口迎送礼仪

对于相对重要的客人，提前一两分钟到电梯口等候。电梯门开启后，迎上一步，一手挡住电梯门，另一手做邀请动作，请来宾出电梯。然后主动和主宾握手并问候。对其他随行人员可以逐一握手。对方人多时，也可以对其他随行人员点头、环视微笑致意。

送客人到电梯门口时，电梯门开启后，伸手替客人挡住电梯门等客人进入电梯，同时挥手道别。客人离开自己视线后再离开。

楼下或大门口迎送礼仪

上级领导或重要合作方来访，应到公司楼下或大门口迎候。获知到达的时间后，提前到楼下门口或大门口等候。即使对方因堵车迟到，中途也应避免长时间离开。车辆到达并看到车中的来宾时，向来宾挥手致意。可以为主宾打开车门，请其下车，随后主动握手并称呼问候。

对于特别重要的来宾，应该主动为来宾开车门。车辆停稳后，快步走向主宾车门位置，左手打开车门，右手挡在车门上框位置。我方多人迎接时，下属应主动去开车门。领导与主宾打招呼、握手、说话。

客人离开，送到楼下或大门口。客人车辆启动时，挥手道别并目送。看不到车辆后再回单位。

多人迎送时，以离主宾的远近，由职位高低排序，不应像"游兵散勇"般乱站，或客人还未离开就交头接耳甚至往回走。

公务称谓礼节

称谓总的要求是："称谓得体、有礼有序"，符合身份、角色。

与患者交往称谓

在和患者或患者家属的交往中，可以对方的职业、身份相称。在身份不明的情况下，可以性别相称"李先生""周女士"等。对方是文化教育、艺术工作者，称为"某老师"比较妥当。对年长者称呼要恭敬，不要直呼其名，年龄与其相当的，可以称呼"老张""老王"；若自己年轻，称长者时，可称"刘大爷""王叔"等；对于有较高身份者，应把"老"字和其姓倒置，尊称"张老""王老"。称呼时可以借助声调、热情的笑容和谦恭的体态以示恭敬。对年龄相仿或比自己小的，可以直呼其名。称呼时态度诚恳，表情自然，体现出你的真诚。但在输液、配药、手术等特殊情况下，为防止称呼上的混淆、出错，一定要称呼患者全名。

儿童患者可以亲切地称呼"小朋友""小同学"或亲昵地称"小淘气"，同时加以抚摸，如抚摸头、背、肩等，都会让患儿感到亲切、温暖、可信、有安全感，以无形的力量，解除患儿的恐惧的焦虑，使患儿安心接受治疗和护理。

切忌用床号称呼患者，以免使患者感到不被重视，增加患者的压力，产生烦躁、焦虑和恐惧情绪，对实施治疗和护理计划都会带来困难。另外，以床号代姓名，还容易造成医疗差错，给患者带来不必要的痛苦，甚至危及生命。如医院有时因床位需要可能暂时加床，会同时有"3床"和"加3床"两个患者，若在进行治疗和护理时，只喊"3床"，可能会出现张冠李戴的错误，误将"3床"当"加3床"，其后果是可想而知的。

公务交往称谓

对于自己的同事，可以姓氏相称，如"小王"，或职业相称，如"李护士""周大夫"。对于有职务的，应该以职务相称，如"李护士长""王主任"等。对于有较高职称的，应以职称相称，如"丁教授"；但一些较长职称名称、又不方便简称的高级职称，如"主任医师"等，日常称呼中就不必姓名加职称来称呼，而是以"姓氏＋职业"来称呼，比如"张医生"。

因公务交往中，已知对方的职务，如科长，并且姓陈，称呼"科长"和称呼"陈科长"，其效果是不能相提并论的。在你面前的"科长"可能不止一位，但"陈科长"却是只此一位。

用对方的职业相称，也可以对方的身份相称。职务、职称，最常见，如仅称职务"经理""主任"等。职务前加上姓氏"朱总经理""李局长"；职务前加上姓名，适用极正式场合如"习近平总书记"；有职称的，特别是高级职称者，可直接以职称相称。

不宜为套近乎而在他人面前称自己领导为"老王""老赵"等。

无论哪种称呼，也不管对方身份比你高还是低，称呼的同时必须保持微笑并眼神关注。即使把对方身份称呼得再高，如果称呼时看向其他地方，对方会认为你是在敷衍而已，显得目中无人没有任何真诚和敬意可言。

众所周知，汉字里"您"和"你"两个字、两种称呼，各自体现出的对他人的尊敬程度不同。"您"比较客气有礼貌，"你"则相对较随意。对长者、身份高者，初次见面或者相交未深时，用"您"而不宜用"你"，以示谦虚、敬重。而对于很熟识的人，即使身份比你稍高一点点，也可以称呼"你"，因为"你"这时候则显得更亲切、随意些。如果老朋友之间还整天"您"来"您"去的，无形中就多少显得有点生分了。

现在很多人都习惯将称呼简化，同时也导致产生一些不规范的、容易让人引起歧义的简称。比如把吴工程师，简称为"吴工（蜈蚣）"，把向工程师称为"向工（相公）"，把范局长称为"范局（饭局）"等。

公务介绍礼仪

公务场合，介绍是初次见面时沟通的起点。不同的场景有不同的介绍规则，但总的规则就是让更受尊重者享有优先知情权。

公务场合，以个人身份职务为出发点，即把职务低的介绍给职务高的。接待客人到主人办公室，应把客人介绍给主人，这是为了方便主人知道对方是谁，以方便接待的安排。在其他主方场合下，应把主人介绍给客人，以示对客人的礼遇。

介绍他人

给他人介绍前，应先了解双方姓名、身份。介绍中注意突出双方的身份、职务，特别是对外引以为傲的头衔或身份，应该重点突出，也是被介绍双方都希望的。人数众多的场合，如果大家年龄相仿、身份类似，则按一定次序，如从左到右、从右到左或者从近到远的顺序逐一介绍。

为他人作介绍，不要用食指来指指点点，应伸出右手至齐胸高度，指向被介绍者，拇指微曲，其他四指伸直并拢。比如把张三介绍给李四认识时，上半身及面部转向李四，把右手伸向张三："李四，这位是张三。"然后把上半身及面部转向张三，同时把右手伸向李四："张三，这位是李四。"不要一会儿伸左手、一会儿伸右手，左右开弓，显得忙乱而不规范。

给他人作介绍，被介绍的双方才是主角。介绍中不要开玩笑，不要介绍后和其中一方不停聊天。记住：介绍完毕后你的使命完成了，剩下的时间交给他们。

被人介绍

自己被介绍给他人时，应面向对方，显示出想认识对方的诚意。等介绍完毕，可以握手致意并说"您好""很高兴认识您""久仰大名""幸会幸会"等客气话，必要时还可以进一步做自我介绍。

被介绍的过程中，面带微笑，举止大方，热情应答、问候。原本是坐着的，当被介绍时应该站起来，除非对方身份比你低很多。

自我介绍

某些特定场合，比如酒会上想认识某人，但又没有人引荐，这时可以主动做自我介绍。介绍时必须站立，主动向对方打招呼并点头致意："您好！"以引起对方注意，然后说出自己的姓名、身份。也可以一边伸手和对方握手，一边作自我介绍。

自我介绍有以下几种具体形式。

应酬式：适用于某些公共场合和一般社交场合，这种自我介绍最简洁，往往只包括姓名一项："您好，我是靳斓。"

工作式：适用于公务场合，它包括本人姓名、供职单位及其部门、职务或从事的具体工作等："您好，我叫周南，我是×××医院院长。"

交流式：适用于社交活动中，希望和交往对象进一步沟通。内容可包括介绍者的姓名、工作、籍贯、兴趣及与交往对象某些熟人的关系："你好，我叫靳斓，我是礼仪培训师，是周南的朋友。我工作之余喜欢看书、旅游。"

礼仪式：适用于讲座、报告、演出、庆典、仪式等正式而隆重的场合。包括姓名、单位、职务等，同时还应加入一些适当的谦辞、敬辞："各位来宾，大家好！我叫靳斓，是×××礼仪培训师。欢迎大家光临我们的座谈会，希望……"

当自己的名字中有比较复杂或容易引起歧义的字时，可以把字加以解释，特别是要用正面人物或大家都知道的事物说明，这样更能加深对方印象。我姓名的两个字都不常见，我会说："您好，我是靳斓。靳，是靳东的靳。"如果对方还显示出迷茫，我会继续说："左边一个改革的革，右边一个四两拨千斤的斤。斓，是五彩斑斓的斓。"某次酒会，我身边的一位陈姓先生自我介绍说："我叫陈×，陈世美的陈。"结果把大家笑翻了。

介绍多人

当被介绍的双方其中一方是一人，另一方是多人时，把个人介绍给集体就行了，不必再把集体中的每个人——介绍给个人。

当被介绍的双方都是多人时，由主方负责人首先出面，依照主方在场者具体职务的高低，自高而低地依次对其作介绍。接下来，再由客方负责人出面——介绍。代表团来访时就会出现这种情况。

公务名片礼仪

名片好比我们的介绍信，方寸之间体现的不只是个人姓名、联系方式，更是一个人的见识、身份及修养。

递交名片

掌握适宜的递交名片时机。一般选择刚认识或分别的时候。不要在社交活动中途发送名片，比如用餐中、欣赏演出中等。

递名片前先向接受名片者打个招呼，让对方有所准备。既可以先做一下自我介绍，也可以说"可否交换一下名片""这是我的名片"、"这是我的名片，常联系 / 请多指教"之类的提示语。

交换名片，应由位低者向位高者发送名片，再由后者回复前者。但在多人之间递交名片时，一般以由近而远、按顺时针或逆时针方向依次发送。

名片不是街头传单，所以不要见人就散名片，也不要像发扑克牌那样一手拿名片夹，另一手连发好几张。

接受名片

他人递过来的名片，不论有多忙，都要暂停手里的事情，并起身站立相迎，双手接过名片。至少也要用右手，而不得使用左手或者用手指夹。

接过名片后，先向对方致谢，然后以欣赏的姿态把名片默读一遍，遇有显示对方荣耀的职务、头衔应该轻读出声，以示尊重和敬佩。遇有不认识的字当场请教，避免读错出糗。

接受名片后应回赠自己的名片。如果名片用完或者没带，应向对方做出解释并致歉。如必要可以在一张干净的纸上写上相关信息给对方。

双方同时递出名片时，最适当的方式，就是先放下自己名片，接过对方的，再拿起自己名片递上。

索取名片

如果想主动结识对方，或者想索取对方名片时，可以用以下方式表达。

互换名片。主动递上名片后，对方一般会回赠。如果担心对方不回赠时，可以在递名片同时说："能不能和您交换一下名片？"

语言暗示。也就是用含蓄的语言进行暗示。向尊长要名片的时候可以说："请问今后我怎样向您请教？"向平辈或晚辈的时候可以说："请问今后怎么和你联络？"

有索就有拒。他人向你索取，直接拒绝肯定不礼貌。不想给名片应委婉表达，比如："实在抱歉，我的名片用完了。"不过手里正拿着名片时还这样说，就很失礼了。

名片存放

名片放在名片夹里，也可以放在上衣内侧口袋、公文包以及办公桌抽屉里，切忌放在裤子口袋、钱夹里。

接过他人的名片看过之后，以谨慎的姿态放进自己的名片盒、名片夹或上衣口袋内，也可以看完之后先放在桌子上。不要随手乱丢或在上面压上其他物品，那是失礼的表现。

为便于名片的长久保存并方便以后更加详细地了解现在的情况，可以在保存的名片上记一些能供自己参考的资料，比如收到名片的具体时间；交换名片时的地点、交际结果；对方的具体情况，其他特别之处、名片上没有印制的信息，比如对方有什么头衔、是哪里人；自上次见面后，对方单位、部门、岗位的变更等。但这些都不要当着对方的面处理。

办公电话礼仪

办公电话使人们的对外沟通、内外交往更加便捷。但很多人因为不懂电话礼仪，使原本应该愉快、高效的沟通变得困难重重。

基本礼仪要求

电话沟通中声音的情感很重要，尽可能表现出积极的感情色彩：语速适中，保持微笑。

有负面情绪时，调整情绪后再接打电话，可以采用深呼吸法来调整。

往外打的电话，接通后的第一句应该是有感情的"您好"，忌说"喂"。然后是报出单位名称。接打电话也应以"您好"开始并自报家门。直线电话应说单位简称。分机电话应说"您好+部门名称"，或者直接说姓名，或者部门和姓名。结束通话时，应先说"再见"再放话筒，不要让人觉得太突然。

通话的时候，不应有可能影响声音情感的仪态，比如趴着、仰着、斜靠着或双腿高架。而像通话中吃喝东西，在电话中声音更明显，除非是好朋友，否则显得很无礼。

电话意外中断，一般打电话者或身份相对低者主动再拨过去。结束电话时，一般谁先打的谁先结束；接电话，可以让对方先结束。或者让身份尊者先结束。

打电话礼仪

打电话前应将以前的沟通情况做一次简单梳理，并适当在电话中体现出以前的沟通成果，以示你记得、了解过往情况。而对于内容复杂的去电，最好先理清通话要点，将重要信息都罗列出来，以免沟通时缺乏条理、丢三落四。

因公务对外打电话，要注意时间。除约好的时间外，应尽可能在对方方便的时间拨打，一般是上班的半小时后、下班的半小时前。如果不是十万火急，不应在对方休息时间打公务电话。打到我国的新疆地区，以及国外的电话，还要考虑时差。

通话时间"以短为佳，言简意赅"。这样的沟通最有效率，对方听的效果也最好。交谈即将完毕，再简单复述重要的通话内容，特别是涉及到的数字、字母、路牌号。

至于通话的"三分钟原则"，是"以短为佳，言简意赅"的具体体现，是指应尽可能控制通话的时间长度，做到简练、明确。

接电话礼仪

我们提倡电话铃响三声之内接听电话。不应在第一声就接，否则会让对方吓一跳，而再晚接，也会让心急的人以为没人接听。因故三声之后才接，通话后应首先致歉。

正在和他人谈话又有必须亲自接的电话时，先示意和自己交谈者稍等，并在接完电话后向等候者道歉。手头工作太紧，而对方的事也不是必须立即处理，应在接通电话后说明原因，表示歉意，同时约好具体时间并主动打过去；出于礼貌，可以再次向对方致歉。

即使对同事有意见，代接电话时也不应表现出个人情绪，这是基本的礼仪素养。除了因要转告而问对方的基本信息，如姓氏、单位、事由、联系方式外，不应再问其他信息。

没有授权或打电话者不是同事熟悉的人时，不要随便说出同事的私人电话或实际行踪。至于行踪，说"他这会儿不在座位上"就可以了。

替同事转达时，应做好电话记录。记录内容应有下面几项信息：对方姓名或姓氏、事由、单位名称，是否要回电话或回电话时限，来电时间。其中如有涉及地址、账号、电话号码或电子邮箱等易错信息，必须在通话结束前再复述确认。

对于错打进来的电话，没有必要态度不好的暴力沟通。对于患者错打进来的电话，告诉对方相应的咨询电话即可，绝对不可以粗暴对待或不负责任地乱说。

医院网上接待礼仪

现在越来越多的医院为方便患者的诊前咨询、诊后的沟通，开通了在线咨询。不管是微信，还是QQ或是其他方式的在线咨询，对接待者的基本要求一样。工作时间应保持在线状态。

可以改名称的在线咨询工具，都应改成医院的标准名称或标准简称，不应用个性化昵称。

以"您好，××医院！"开始，以"谢谢您的咨询！"结束。

始终以"您"来称呼，内容确认后再发送。中途必须暂时离开或需要了解情况再回复时，先告知咨询者。

知道对方姓氏后，以姓氏相称呼。对于中青年患者，不用"哥哥""姐姐"这样的亲属性称呼。对于年长者，则可以用亲属性称呼，如"大爷""大姐""阿姨"等。

职权外的事宜，不擅自做主回答。不清楚的事宜，不随便回答或不直接说"不知道"，而是做了解后解答，或者告诉咨询者可以解决此问题的医院具体部门的电话。

对于不熟悉的事项，不可以贸然回复，更不能以"或许""我猜""说不定"这样模棱两可的话来应对咨询者。可以请咨询者稍等，确认后再回复；条件不允许的，可以提供相关科室电话，请咨询者电话咨询；对于病情的咨询，可以建议患者尽快来医院就诊。

网络沟通中，同样要有同理心，不可以面对患者描述的痛苦，不作任何表示。可以用"可以理解""的确很难受"等措辞来表达。

咨询接待中，如在沟通中发现患者情况严重且紧急，应该立即建议拨打"120"，或者请对方留下电话地址，帮忙联系"120"。

在线咨询接待，重点是"听"。患者说得很多却没重点的，应该以自己专业的知识和经验，来引导咨询者说出需要的信息，而不是简单地打断。

在线咨询，是为方便患者解决一些基本事项，而非在线诊断。所以，具体病症的治疗，应该建议患者及时来医院。

对于使用频率很高的内容，比如地址、电话、医院就诊流程，以及其他常用的解答内容，可以创建快捷方式；或者应该整理出一个文档，需要的时候以复制粘贴的形式发给咨询者。这样既高效又避免出错。

同时接待多位网络咨询者，根据重要性、先后顺序、紧急程度来做先后回复的顺序。同时对晚回复者表达歉意。

即使遇到不礼貌的咨询者，我们也没必要那样不礼貌回答。

解答中避免用网络用语，不发不常见的个性表情或容易误解的表情。

负责语音解答的，对于本地说方言的患者，可同样以本地方言来解答；对于说普通话或外地患者，我们应以普通话来沟通。

不应留个人联系方式给咨询者。

需要咨询者注册才能咨询的，做好注册信息的保管、保密工作。这也是医院隐私保护的重要内容。

工作会议礼仪

工作会议是单位集中传达重要事项或讨论工作事宜的集会。参会者因在会议上所处角色的不同，而有不同的举止要求。医生常参加的学术会议，就是其中一种会议。

组织会议

组织会议要看是本单位的内部会议，还是外单位人员参加的会议。

本单位内部会议，看时间、参加人员，议题。准备会场，饮用水，白板，数据线，遥控笔及备用电池，调试话筒、投影，发通知，打印会议材料。本单位重要的会议，还应准备相关条幅（会议室有电子屏的单位，可以直接在电子屏上显示相应文字，节约、省事）。

有外单位或上级领导参加的会议，除上述内容外，还涉及迎送、医院领导提前会见的安排、会场茶水服务、用餐等的安排。现在都提倡一切从简，所以不应在医院门口拉条幅、铺红毯。

参会准备

会议在哪儿开？什么时候开？会议主题是什么？会议要开多久？这次会议自己或者本部门有什么问题需要解决？参加学术会议时，会有哪些领导、专家参会及主题发言。带着问题参会，效果当然会更好。

即使平时对穿着没要求，但有外单位、上级单位领导参加时，或者参加学术交流会议时，也应该着装正式一点。这是事关自己和医院形象及精神面貌的问题。

参加会议时，不能只"身未动心已远"，应自己提前准备好记录的本、笔等。会议开始前把手机设置为震动或静音状态，保持会场肃静。如有必要，会前就要去一下卫生间，以便没有"遗留问题"。

到达会场时，选择符合自己身份的位置入座，而不是专挑最偏远的地方坐。

参会礼仪

工作会议是因"公"而开，必须遵守基本的会议礼仪要求。

不迟到、不早退。会议开始前五分钟左右就应进入会场，不要让大家等你"粉墨登场"。

会场上保持会议应有的氛围，至少不要主动添乱。有时候难免会遇到"舍不得结束"的发言者，再加上声音没有激情，语言表达平淡，时间一长就像催眠曲。即便如此，也应提醒自己，绝对不能在会场上睡觉或者干其他无关会议本身的事。

发言者议题即使和你没有直接关系，也不应有消极表现。适当了解对工作至少没坏处。

不要有让人反感的举止。如脱鞋、抖腿、躺坐在座位上，转笔、捏矿泉水瓶等。

本部门或人数少的会议，应积极发言，做个会议的参与者，这也是领导所希望的。

工作再忙，也要避免在会场接打手机。有紧急的电话，应以不影响他人的方式离开会议室，到外面接听，并快速结束。因公非回不可的微信，简单沟通后，等会议结束再联络，不要领导讲话时你却微信来来往往没完。

会场上拍照应用静音，关闭快门，以免影响他人。

有急事找会场里的人，比较得体的方式是，以不影响他人的方式进入会议室，并将写好事项或要找人的字条交给有关人员。

如果必须暂时离开会场时应轻手轻脚，不干扰他人。需要长时间离开或提前退场，应该和会议组织者或自己的主管领导打招呼请假后再离开。

发言倾听礼仪

他人发言时，自己保持坐姿端正，用友善的目光注视着发言人。不应东倒西歪或趴在桌子上，更不应交头接耳、接打电话、玩手机、看书、睡觉、玩手头的东西等。即使对发言人不满或不认同对方的学术观点，也不可以有喧哗起哄之类的无礼行为。听到重要、有启发或者和自己的工作相关的信息应认真记录。

听他人发言，表现出认真听讲的姿态，不仅表明你的工作态度、个人修养，也是对发言者的尊重。

发言中还要给予积极的回应，并不是一直安安静静坐着就是尊重对方，而是应有一定的目光交流，对待赞同的观点时，应用点头、微笑或目光注视对方等方式予以回应。

即使小范围会议，打断他人发言也是失礼的行为。有问题可以等对方停顿或结束时再提。听不清楚或不明白的地方，可以请对方再做说明。要求发言先示意，经过主持人或发言人同意后再发言。发言中即使观点不同，也必须友好，以理服人，不得讽刺挖苦或人身攻击。参加学术会议，想对发言者提问，应等发言结束再举手示意，获得许可后再提问；对方解答后应表达谢意。

发言举止礼仪

为提高会议沟通效率以及个人、单位的形象，需要注意发言中的举止行为及沟通礼仪。

会议发言有正式发言和自由发言两种，前者一般是领导报告，后者一般是讨论发言。

发言者应穿着整齐，特别是参加学术会议、有上级领导参加的会议及涉外会议时，应穿着正装。在发言内容的安排上，必须围绕会议主题及自己所提出的主题做发言，内容宜短不宜长，重点放在问题的提出和解决上，而不是套话连篇，否则是对所有与会者的不尊重。浪费他人的宝贵时间，无异于"谋财害命"。

人数很少的会议，特别是圆桌会议，发言时则可以坐着。

不论所讲的主题多么严肃，偶尔的微笑、不时环视会场上的每个人，既显示自信，又说明重视会场上的每个人。发言的时候把握好语速，口齿清晰，讲究逻辑，简明扼要。发言过程中适时地提高或降低音量，以渲染气氛。

正式发言时，发言者走上主席台要步态自然，刚劲有力，表现出一种成竹在胸、自信自强的风度与气质。

书面发言则要注意适当停顿，停顿时抬头环视一下会场，和与会者做眼神交流，不能一直旁若无人地低头念稿。

自由发言则较随意。但也要注意发言讲究顺序和秩序，不能争抢发言；发言简短，观点明确；与他人有分歧时，以理服人，态度平和，听从主持人的指挥。

有人对自己的发言提问时，礼貌而简短地回答，不能答非所问，或者在答案周围绕圈子。对不能回答的问题，机智而礼貌地说明理由或者避开，对提问人的批评和意见认真听取，即使提问者的批评是错误的，也没必要表现出失态。

注意运用适当的身体语言，让讲话更容易被与会者接受。不要摆出双手紧握或双臂交叉胸前的防卫姿势。指指点点来强调、坐在台前交叉握双手、手指撑出一个高塔形状的说教动作，这些都是令人反感的表现。

发言完毕应礼貌地向全体与会者鞠躬表示感谢。

上下级交往与沟通

领导是一个部门或单位的灵魂。尊重领导、有分寸地交往，是下属的责任。

尊重领导

不管是自己的科室领导还是院领导，工作中都必须尊重。见面主动打招呼是最细节化的表现，而不是见着领导赶紧绕着走或低头装作系鞋带。

服从工作安排是尊重领导的重要形式。对于分配的工作，不仅有效执行，还应高效执行。工作上的事应宜早不宜迟，不能让领导等不及被迫催问你。对工作安排有不同意见应该私下提出，而不是当面顶撞或背后乱说、阳奉阴违地执行。

提建议时要讲究方法，考虑场合。避免当众提建议，可以在领导不忙、没有其他人在场的时候。提建议时不要急于否定领导原来的想法，而要先肯定领导的想法，然后有理有据地阐述自己的见解。

领导考虑的是全局，难以事必躬亲；"人非圣贤，孰能无过。"并且领导也是普通人，难免有错。当领导理亏应给台阶下，不必非要较真。

公众场合或对外交往中，下属应尽可能处处维护、尊重领导，做好协助工作。比如一起乘坐车辆时，请领导先入座；宴请中，请领导先动筷、先敬酒。

适时汇报

凡事有交代，件件有着落，事事有回音。

适时汇报工作，这是建立上下级关系的基础。工作进展到一定程度，或者遇到会影响工作进度的重大困难，都应主动汇报。阶段性的进展也要及时报告。让领导随时掌握工作进度，或者请领导提出意见，这样方便领导掌控全局。

实际上，很多下属在这方面做得远远不够。不少单位的下属，工作做到什么程度、多久能完成，都不习惯汇报，非要逼领导主动向他们"汇报"。甚至如果不提醒，一项工作完成也不会汇报。遇到问题，汇报的时候一味追问领导怎么办，而没有自己的想法或解决方案，恨不得天天都让领导手把手教。这些都是不称职的表现。

当然，正常情况下的汇报，是向直接主管领导汇报，而非越级汇报。

不乱传话

每个人都有自己的缺点和隐私。和领导在一起久了、熟悉了，难免会了解一些领导的缺点或隐私。这些绝不应该作为同事间茶余饭后的谈资来四处扩散。这是对领导起码的人格尊重。

领导也是人，所以和关系比较亲近、信任的下属交往时，难免会不经意地透露一些尚未公布或者尚未正式形成决策的事情。"有幸"听到，就让消息在你这里终结，而不应四处传播。否则，既不利于医院的安定团结，又会影响医院的决策，甚至产生不良的社会影响。

老版本的电视剧《亮剑》中，师长李云龙在原配夫人牺牲多年后，与护士小田坠入爱河。李大师长亲自来田家提亲，田父不同意这门亲事。李云龙说，那我就一直站在院子里直到同意我娶小田为止。李云龙严肃地对他的警卫员说："这是我自家的事……这件事情绝对不允你告诉别人。"

试想，如果这件事情被其他战友知道，就会变成大家茶余饭后的笑料，难免会使李大师长尴尬。实际上警卫员事后也没乱传，这也正是尊重领导的体现。

应对批评

"常在江湖飘，哪有不挨刀"。领导有领导的思路想法，你有你的见解，所以难免有偏差而受到批评，这再正常不过了。

下属必须理解：或许领导批评的分寸、口气、方式等不一定适当，但出发点都是对工作负责，把工作做好，避免出现差错，希望下属的工作尽善尽美。所以必须克制、缓解自己的对抗情绪，表现出应有的气量，不顶嘴的同时还要表现出你对批评的接受。重点了解领导在批评什么，把批评当作教导，努力改过。领导批评得不对，就当是在表达不同意见，没必要当面反驳领导。认为有委屈或误解的可私下再解释。

同事间交往与沟通

要想获得职场成功，除个人能力外，和谐的同事关系至关重要。关系和谐，共享成功喜悦；关系失当，独尝失败苦果。同事在工作中就应同担风雨，分享阳光。

打成一片

大家都不太喜欢貌似清高的人。与同事相处，尽可能和绝大多数同事打成一片。合得来的多交往，合不来的适当交往，而不是老死不相往来。交往是为保持起码的工作情感沟通。

打成一片，还表现在适度关心同事。遇到同事生日、结婚、升迁、乔迁等，都可以表达祝贺；同事身体不适或工作挫折，表达同情和问候；同事新买的衣服，适时适当赞美；对出差表达关心，出差归来，表达问候等。

协调配合

每个人的性格和做事风格、能力都有所不同，各有长短。一味盯着差异，只会产生分歧与隔阂。共事的目的是为做好工作，所以应把注意力放在共同目标上，站在同一立场，把差异放在一边，求同存异，以求融洽彼此关系，达成共识，发挥各自专长。

"人多力量大"这句话不假，但更重要的是心往一起聚，力往一处使，才能使任务完成得更快、更好。一群人在一起，只是团伙；而心在一起，才是团队。

尤其是医疗工作，人命关天。各科室之间"不图小我"的高效协调配合，才是至关重要的。如果各自为战、为突出自己或本部门而故意为难他人，只能给医疗工作带来更大困扰。即使是一流的名医，只单纯靠自己也难做出什么成就。对于医疗工作来说，没有绝对的分内分外，分内的工作是必须完成的，而分外的工作则应完成本职工作的前提下尽量配合他人完成，这也是责任。

团结合作还包括不推卸责任。工作难免会出现各种原因的失误，或许是第三方的原因，或者是同事的原因、领导的原因……这些都不重要。没有必要把时间浪费在推卸责任、埋怨上，必要的时候单位自然会认定责任的归属。最重要的是解决问题，如何再把剩下的事情做好——这毕竟是共同利益。

保持沟通

同事之间常有工作上的配合，如果没有良好沟通，必然会给工作带来不良影响。必须以积极主动的姿态和强烈的自我控制意识，与同事保持良好互动和沟通，使双方相互了解、信任。

如果缺乏交流，各揣心事，工作中很容易产生分歧、发生矛盾，使本来简单的问题成为"僵局"的开始。善于主动沟通的人更容易和同事友好相处，即使工作中出现分歧，也容易相互谅解，避免矛盾。

沟通过程必须摒弃不良习惯，如对他人的诉说表现出不耐烦，以指导或者教训的口吻说话，在其他同事面前对与你合作的同事表达不满，炫耀自己的能力和成果，动不动用领导压人等。

多倾听他人的诉说、了解他人的意愿和想法，不要以为已经明白，即使对同事有一定了解，也必须抱着认真倾听的姿态，耐心了解对方的真实意图。

尊重体谅

或许有的同事的能力不如你，但也不必自以为是，更不要动不动就说教。你可以让大家看到你更出色的工作表现，而不是看到你的自满表现。尽量做到谦虚、诚恳，以商量、赞许的语气与同事沟通。

取得成绩时，在同事面前应保持适度低调，一如既往的谦虚、谨慎包容地与同事交往，尽可能降低大家的抵触情绪。

不要在一些同事面前说其他同事的坏话。一句"道人是非者，必是是非人"，会让对方觉得你也是个"坏人"。

遇到问题试着换位思考、体会。有时候角度一变，"世界"随之改变。

发现同事心情不好，没有必要非得去撞枪口或针尖对麦芒，而应尽可能理解、迁就。大家关系不错的话，可以主动询问原因，共同分担喜怒哀乐。而自己的个人情绪，应避免在工作中流露，不要让他人无辜受连累。

即使同事之间也要有时间观念，不浪费他人的宝贵时间。

感恩惜缘

相识即是缘，更何况大家还是同事。以实习身份或新入职身份进入医院，对医院的环境、业务、人事等方面自然都会陌生而迷茫。应该以积极主动的状态，向所有资历深的同事请教、学习，并尊重他们，感谢他们。

即使已经是资深医护人员，但绝大部分的工作也需要大家共同配合才能有效完成，同样应对本部门的同事、关联部门的同事，抱以感恩的心态，不管是对护士、医生、医技还是行政后勤。

礼貌、谦和地对待所有同事，是感恩、感谢、惜缘最直接的表现。

餐桌举止礼仪

外套或随身携带的东西不能放到餐桌上。可以挂在衣帽间或搭在椅背上。

在主宾和领导落座之后下属再坐。客人没入座，作为主人有主动邀请其入座的责任。

领导或客人正式发言时，其他人应停止吃喝、认真倾听，不时以眼神注视。即使私人关系不错，也不能打断发言。

面对来自领导或主宾的敬酒，起身相迎是基本礼貌。

餐桌上要照顾好主宾，但也要适当照顾其他客人。不能只和主宾推杯换盏、谈天说地，而对其他客人不管不顾，让他们受到冷落。可以多同主宾交流，也要让其他人有发言的机会。和主宾说话，适当和其他人有眼神交流，以示关照。

作为主方的任何一员，都有积极沟通、交际的责任。当出现冷场情况时，应积极引出新话题来救场，调动氛围。并不时照顾身边的人，适当让菜、敬酒。

陪同领导时，不论是作为主方，还是客方，都应跟随领导或客人发起的话题适当进行参与，不能让领导和客人"单挑"，而自己只负责"嗯""啊""呵"和笑。否则，也同样是失礼、失职的行为。特别是只有领导和你陪客人的时候。

这是因公务交往的用餐，不是哥儿们、姐儿们之间聚会，所以提倡让菜不夹菜；敬酒不劝酒，忌灌酒。

在领导、年长者、主宾动筷之后再动筷。主方领导有责任先动筷或拿酒杯敬酒，示意大家可以开始。新上来的菜，请主客或者领导、长者先尝，之后下属、年轻的员工才能动筷。当客人相互谦让、不下筷子时，或者新上了菜，主人一方有让菜的义务，但让菜并不意味着替人夹菜。必须为客人夹菜时，应该用公筷。

用餐中，身体略向前倾，胳膊肘不上桌，更不要趴在桌上。

站起来夹菜是失礼的行为，远处的菜等转过来时再夹。餐桌转盘要顺时针转，新上的菜先转到主宾面前。领导或客人在夹菜时停止转桌。

每次夹菜后，先在自己的食碟或碗中稍做停留再夹起来吃。吃的时候不要发出奇怪的吸吮和吞咽声。

不能把公勺、公筷直接往自己嘴里送。即便是自己的勺子，也不要塞到嘴里，或者反复吮吸、舔食。用公勺舀食物，不要太满，以免流溅到其他菜盘或餐桌上。烫的食物等自然晾凉再吃，而不是用嘴吹。不管筷子上是否残留着食物，都不要去舔、吸。

谈话时应放下筷子，不要拿在手里挥舞，更不能作其他用途，如剔牙、挠痒等。不在餐桌上剔牙。咀嚼食物时不要说话，细嚼慢咽。

取食菜肴时，不要在菜盘内翻来覆去、挑挑拣拣，甚至夹起来看看，没相中又放回去。初次取某种菜肴，一定要少量夹取。

食物残渣、骨、刺，不能直接从嘴里吐在食碟上，应用筷子或手协助。不往不用的碗里乱放东西，包括不用的餐巾纸。

作为客人，尽可能将所有菜都品尝一下，即使有不爱吃的菜。

桌上的餐巾即口布，是用来擦手、擦嘴的，不能用来擦餐具、擦汗、擦脸。

餐桌上不可以有清嗓子、吐痰、擤鼻涕等动作，这些可以去卫生间解决。

忍不住打嗝、咳嗽时，赶快用餐巾捂住嘴，头转向一边，事后要对惊扰到的人说声"对不起"。还有一些不好的零碎动作在餐桌上要避免，比如抖腿、打哈欠、抠鼻孔，抓头皮等。

另外，还要注意不在餐桌上整理个人仪容仪表或服饰。

食堂用餐礼仪

因为是医院职工内部用餐的地方，所以有些人在食堂用餐时，往往"原形毕露"，甚至影响他人的胃口。今年上半年我去某地医院培训时，院长专门请我讲了一小时的食堂用餐礼仪。说明有些人在食堂用餐的举止已经到了让人无法忍受的地步。

遵守秩序

在规定的时间段内到食堂用餐，不把白衣穿进食堂。

遵守秩序是基本的修养要求。一个有着良好素养的人，即使在职工食堂这样的内部场所，仍会以得体举止展现在他人面前。

有序地进出食堂，不要冲、跑、挤。大家都有秩序地进出，反而可以提高进、出的效率。

排队购买饭菜。加塞行为不应该发生在训练有素的医院职工身上，也不应该发生在职工食堂里。即使有女同事或领导，也不必请他们优先购买。

座位应按先来后到为使用顺序。想坐他人边上或对面的空位，应询问确认之后再坐。和同事、领导、熟人一起吃饭，自己先吃好时，礼貌地说声"请慢用"再起身离开。离开座位时，把座椅放回原处（如是可移动座椅的话）。

用餐完毕将餐具放到指定位置。爱惜食物，不应随便剩饭剩菜。有无法吃完的饭菜，倒进指定的地方，不能为图省事而不负责任地乱倒。倒时要轻，避免溅到桶外或者他人身上。

食堂座位有限，不要不停地家长里短，用餐结束就应离开，给其他人空出地方就餐。

举止禁忌

食堂是集体用餐的地方，必须注意个人卫生，不应有随地扔纸屑、吸烟等不当行为，需要清嗓子或者吐痰、擤鼻涕等动作时，应该立即去卫生间解决。

尊重食堂工作人员，不要当着他们的面，抱怨饭菜不好。如果有必要，可以婉转建议，或者通过正常渠道反映，不应在窗口和食堂工作人员争执而影响其他人。

不要对着他人的饭菜或公共菜盘说话，应该保持一定距离并侧脸说话。

用餐时趴在餐桌上，脚踩着座位或者蹬着对面的座椅腿，边吃边抖动腿，都不礼貌。

在食堂里说话应小声；不能在食堂里讲不健康的笑话、不卫生的内容，以及影响食欲的话题。（见图8-3）

骨、刺以及无法吃的其他东西，不应随地乱吐，可以先放到餐具里或放到餐巾纸上，餐毕一起收走。

吃东西或喝汤时应小口吞咽，闭嘴咀嚼，尽量不发出响声。

患者投诉处理技巧

但凡提供商品或服务的单位，无不是以用户满意度为战略，医院当然也应如此。而医疗行业相对其他行业来说更加复杂、微妙。正确处理患者的投诉，可以最大限度地避免医患纠纷，提升医院的服务品质及患者满意度。

不激化 / 不刺激

首先要正确认知投诉，投诉也是一种倾诉与沟通。而且投诉肯定是患者认为自己受到不公或委屈，忍无可忍才来"讨个说法"。投诉说明患者还是处在对医院认可阶段，处理得当则能大事化小，小

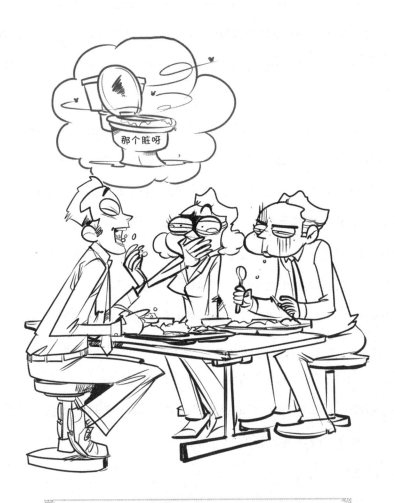

图 8-3 餐桌上有些话题不宜说

事化无。所以在投诉接待中，绝对不能再激化矛盾，而是以主动、诚恳的态度，对患者表达出理解，对主动来说明问题表达感谢。最大限度消除患者的疑虑和对抗情绪，使患者的情绪有一个适当的出口与宣泄，以缩短彼此间的距离，为进一步沟通打好基础，创造条件。

将患者及当事人分开。尽快把医务人员和患者分开，而不是任由患者在医务人员面前表达不满、发泄情绪，那样只能越来越糟。请患者到安静的室内落座，奉上茶水后再请患者诉说。即使对方情绪激动，说了些过头的话，也情有可原，毕竟在患者看来，医疗无小事，他才是医生唯一的患者，护士唯一的护理对象，他才是最重要的那个人。所以处理投诉人员自己首先要冷静、自信，才能稳定对方的情绪。而一旦冲动地和患者杠上，事态就马上升级到不好收拾的地步。以积极、认真的心态来倾听，以此表明我们的关注与重视，并且向患者呈现出负责任、绝不护短的态度。

即使一开始已经知道是患者的原因，也不必马上点破，而是先让患者诉说，或许背后还有其他原因。

同理心倾听

患者在医院里投诉，而不是发布到网上或去上级主管部门，可以说患者还是带着善意而来。有情绪也完全正常，应该给予理解。投诉接待中，要做到不打断患者的诉说。不仅要认真听，还要以同情理解的姿态耐心地倾听，多听少说，多安抚，不辩论。患者尽情诉说的过程也是发泄愤怒或不满的过程。

同时做好详细记录：患者为什么不满，问题的焦点，患者提出的要求、想法，想获得的帮助等。边听边记边复述，最后再重复患者的观点，并征求有无补充意见。这样既表达出院方的重视和诚意，又可以缓和患者的怨气，做好翔实清楚的记录也便于汇报，还为相关职能部门的调查处理提供了原始信息。

当场没法立即解决的问题，先记录患者的姓名、联系方式，以便回复。并且安慰患者、表达歉意、感谢支持工作的同时，告知答复的时间，然后把患者送到门外。

面对一切投诉，都应表达真诚歉意，不管患者正确错误，毕竟给患者带来了麻烦，并且患者是为了医院好。

对于问题简单、清晰明确的误会，可以站在患者角度向患者解释清楚，而不是盲目、机械地表达同情却不作为。

谨记积极收尾

尽快处理，积极收尾，是处理患者投诉的重要原则。

尽快处理，表示医院解决问题的诚意、效率，同时表示对患者的尊重、在意。同时也是为防止患者投诉产生的负面影响对医院造成更大伤害；还能最大限度减少潜在的大问题，比如当投诉无人受理或迟迟不解决时，有的患者就可能采取极端行为甚至暴力行为。

在没有完全了解调查清楚以前，慎重以医院的名义表达立场。

对于马上协商、询问就能有结果的事宜，则立即处理。

对工作态度、流程或其他方面的投诉，只要有道理，首先向患者表示感谢；是医护人员的态度问题，应当立即向患者致歉，还应考虑请当事医护人员出面道歉；已经造成不好影响的，可以考虑请医院相关领导出面道歉。

自己职权之外的事情，如对某些医疗项目收费标准、医疗纠纷等，可以先和患者或患者家属协商，由相关人员进行专门答复。

需要调查才能答复的，及时将医院最终形成的调查处理意见向患者通报反馈，并对患者耐心地解释、说服和疏导。

调查后院方没有错误的，则做好耐心解释工作，同时感谢患者对医院工作的支持。

院方确实有错的，就需要道歉。对院方的问题不隐瞒欺骗，勇于承担责任，尽快处理解决。这样的担当精神，更容易得到患者的体谅。

协商解决时，严格遵照程序，坚持原则，维护医患双方的合法权益。

同时，每一次的投诉都是医院改进工作的良机。确实是医院的问题，不管大小都应落在实处，避免再发生类似问题。如果是患者的问题，也可以从医院的工作流程或方式上来考虑，是否有避免这类事件的可能性。

医疗纠纷处理技巧

　　2016 年 3 月，国家卫计委、中央综治办、公安部、司法部等四部委下发《关于进一步做好维护医疗秩序工作的通知》，明确要求医疗纠纷责任未认定前，医疗机构不得赔钱息事；对多次到医疗机构无理纠缠或扬言报复医务人员的患者及家属群体，列清单重点关注……从法律层面为医疗机构撑腰。

　　作为医院，一方面要从源头上避免发生医疗纠纷的可能性：严格执行各项规章制度；严格按照岗位、职称履行职责；严格履行首诊负责制和首问负责制；严守患者隐私；尊重和维护患者各项权利；充分履行告知义务；正确对待知情同意书的签字意见；重视医疗文件的书写和保管。而且还要注意满足患者心理需要，注意人文关怀，密切医患关系。

　　另一方面，一旦遇到医疗纠纷，当事医院需要尽快妥善处理。复杂或严重时，应尽快寻求法律手段解决。

　　不管哪家医院，都不希望出现医疗纠纷，但又不可避免。出现纠纷时，我们需要快速、技巧性地处理，使大事化小，平息事态。

隔离当事方

　　发生医疗纠纷时，患者或家属往往情绪激动、大吵大闹故意引发围观。这时医院处理纠纷部门，需要第一时间站出来让产生矛盾的双方分开，而不是躲到角落，任由医护人员被纠缠。迅速且尽可能维护好医疗秩序，保护当事医护人员的人身安全。请患者离开现场，到办公室或会议室坐下，倒上茶水，然后耐心倾听、沟通回应。

医院一方的态度如果生硬、冷漠，往往会使纠纷激化、升级；但如果无原则妥协，又易助长不良风气。所以发生医疗纠纷，医院必须注意处理的态度和分寸。让患者知道：医院一方绝不遮丑，而是带着同理心，尽最大努力解决问题，维护患者正当权益。让医务人员知道：医院和法律是他们的坚强后盾，不会让他们流汗又流泪。

在没有调查清楚、没有对事件官方定性之前，医院一方最好内部形成共识、统一口径，并且任何人都要慎重表达观点，特别是患者一方认为是医疗事故或认为是医院一方过错时。

耐心地倾听

患者或其家属发生的这样行为，必定有其原因。作为医院一方，要先倾听患者或家属的说法。倾听诉说的过程，也是让他们宣泄不满、愤怒的过程。而在倾听的过程中，既在表明医院的立场：在意患者诉求，诚意解决问题。也有可能获得患者或家属的最真实想法，为进一步的处理获得一些思路和依据。

先听患者把话说完。即使认为对方没道理，也要注意说话态度，不必着急打断或解释。有理不在声高，作为医务工作者尤其要注意。

有时医院没有过失，只是由于患者缺乏医学常识，对诊疗行为不理解而造成的问题，医护人员应站在患者角度，向其耐心讲解有关医学知识、诊疗的风险、可能出现的副作用及副作用的预防等，赢得他们的理解和信任，消除分歧、化解矛盾。

科学地处理

纠纷的性质较为严重时，更要尽快处理，以拖待变往往对医院更不利，甚至在社会上造成不良影响。

对于以经济索赔为目的的患者，在医护人员没有过失且解释、沟通都不起作用的情况下，一方面做好患者、患者家属的安抚，另一方面告知患者索赔的依据和方法，让其通过法律途径获得赔偿。

对个别目无法纪、围攻辱骂、毁坏公物、行凶殴打、无理取闹的患者和家属，医护人员必须要有自我保护意识，协同公安部门、医院保卫部门一同处理，对医院人员、财物造成损伤的，坚决要求赔偿、道歉。

而当医疗纠纷是由医疗事故引起，则要面对事实，不回避矛盾，尽快处理，第一时间平息事态。注意做好以下三方面的工作。

首先要判断性质。不能因个别"医闹"而丧失立场。必须以事实为依据，以法规性文件为准绳，判定是否为医疗事故，是技术事故还是责任事故等。处理医疗纠纷要熟悉和掌握国家有关政策法规；提出解决问题的根据多采用国家颁布的政策性法规及权威性资料，多采用专家的见解及集体讨论的意见；做出的结论要经得起检验，有科学、法律依据，使患者、家属心服口服。

其次是依靠地方卫生行政部门协助处理。对于易发生纠纷的病例，处理过程要及时向地方卫生行政机关汇报，请其协助；并与患者所在单位、街道及派出所联系，求得支持和配合。同时，向家属讲明医疗事故处理程序和具体办法。造成患者死亡的，及时主动提出尸检，以明确死因，便于公正、迅速地处理。

最后按法律程序处理纠纷。针对患者或患者家属提出的诊疗环节上的疑问，及时请有关专家委员会进行医学论证，在查明事实真相的基础上，由专家分析造成不良后果的原因，做出科学的结论。然后以耐心、明确、严谨的语言，向家属转达医学论证结论，征询处理的意见，尽量协商解决。当双方无法达成共识时，尽早提出进行医疗事故鉴定。当非事故纠纷长期调解而不能解决，可以主动建议家属诉诸法律，必要时由医院主动提出起诉，以尽快结束"持久战"。

医护人员在医疗活动中的过失行为，给患者带来的不良后果，即使鉴定不是医疗事故，患者或患者家属仍然有可能要求经济赔偿。而进行医疗事故技术鉴定，医院也要支付各方面费用。当纠纷双方都有协商解决问题的愿望时，医院给患者一定经济赔偿，一方面可以使其心理上得到一定平衡，另一方面又能避免更大的经济损失，这也是解决医疗纠纷的有效手段。但必须注意要具有法律效能的书面协议材料，才会使医疗纠纷得到圆满解决。

小提示大道理

随着我国卫生经济体制改革的深入开展，行政后勤已成为医院可持续性发展必不可少的重要环节。行政后勤工作和临床工作一样，是办好医院的重要方面，是构成医疗能力的重要因素。